大医释问丛书

一本书读懂
男性不育

编著 孙自学

中原农民出版社
·郑州·

图书在版编目（CIP）数据

一本书读懂男性不育 / 孙自学编著 . —郑州：中原农民出版社，2020. 10

（大医释问丛书）

ISBN 978-7-5542-2331-4

Ⅰ．①一⋯ Ⅱ．①孙⋯ Ⅲ．①男性不育–防治–问题解答 Ⅳ．① R698-44

中国版本图书馆CIP数据核字（2020）第164891号

一本书读懂男性不育

YIBENSHU DUDONG NANXING BUYU

出版社：中原农民出版社

地址：河南省郑州市郑东新区祥盛街27号7层　　**邮编：**450016

网址：http://www.zynm.com　　　　　　　　**电话：**0371-65751257

发行：全国新华书店

承印：新乡市豫北印务有限公司

开本：710mm×1010mm

印张：9

字数：130千字

版次：2020年11月第1版　　　　　　　**印次：**2020年11月第1次印刷

书号：ISBN 978-7-5542-2331-4　　　**定价：**36.00元

本书如有印装质量问题，由承印厂负责调换

内容提要

近年来，男性不育的发病率越来越高，给家庭的幸福及和谐社会的建设产生了很大影响。该病原因复杂，病机不明，随着现代医学技术的进步，即使有的病因清晰，治疗效果也不理想，给临床治疗和患者康复带来了困惑。

为了全面了解男性不育，更好地指导本病的治疗和康复，本书特聘对该病研究有较高造诣且临床经验丰富的知名专家孙自学教授，结合典型案例，采用一问一答形式，以通俗的语言，对在临床上经常遇到的、患者最关心的问题进行详细的阐述，对男性的生殖系统，生理功能，什么是男性不育，中医如何认识男性不育，男性不育如何进行检查，患上不育是看中医好还是西医好，少精子症、弱精子症、死精子症、畸形精子症、精液液化不良、精液过少、精液过多、无精子症等患者如何科学诊治，试管婴儿技术，男性不育常用的中西药物、常用的食疗方以及如何预防男性不育，如何从父母做起、从娃娃抓起等防治男性不育，都给予了详细的解答。

祝愿每一个家庭都能拥有自己健康的宝宝，希望本书可以为广大不育患者及临床医师提供参考和指导。

目 录

男性生殖系统基本知识

揭开男性不育的面纱

诊断男性不育的手段和方法

如何选择正确的治疗方法

助力早日康复措施

预防男性不育的锦囊妙计

男性生殖系统基本知识

 男性生殖系统主要包括哪些器官?

男性生殖系统包括内生殖器和外生殖器两个部分。内生殖器包括生殖腺（睾丸）、附属腺（精囊腺、前列腺、尿道球腺）和输精管道（附睾、输精管、射精管和尿道）。外生殖器包括阴囊和阴茎。

 睾丸的位置、大小如何?

首先我们了解一下睾丸的住所，即所在位置：正常成年男性睾丸左右各一，位于阴囊内，大小基本对称，为微扁的椭圆体，左侧略低于右侧，表面光滑，其前缘游离而隆起，后缘有血管、神经和淋巴管出入，并与附睾和输精管下段（睾丸部）相接触。

我国成年男性睾丸大小约为 3.5 厘米 ×3.0 厘米 ×2.5 厘米，容积为 12 ～ 26 毫升，重约 10.2 克。睾丸表面有一层纤维膜，称为白膜，沿睾丸后缘白膜增厚，凸入睾丸内形成睾丸纵隔。从睾丸纵隔发出结缔组织小隔，将睾丸实质分成睾丸小叶。睾丸小叶内含有盘曲的生精小管，生精小管的上皮可以产生精子。

 睾丸有什么生理功能?

睾丸主要有三大生理功能：

（1）生精功能：睾丸是产生精子的地方。如果把睾丸比作生产精子的"工厂"的话，那么睾丸生精小管就是生产精子的具体"车间"。在这个"车间"里，从生产精子的基础原料——精原细胞开始，依次加工成初级精母细胞、次级精母细胞、精子细胞，最后造成成品精子，它们都是生殖细胞发育分化过程中不同阶段的细胞产物。整个生产过程也就是生精周期需要 64 天 ±4.5 天。精子是人类繁衍的基础物质之一，为单倍体细胞，其中一半含 X 染色体，与卵子受精后产生女婴；一半含 Y 染色体，受精后产生男婴。

（2）分泌激素功能：男性体内的雄激素绝大多数由睾丸间质细胞（也能产生少量的雌激素）合成及分泌，少量来自肾上腺分泌。雄激素是一类甾体激素，睾丸、卵巢、肾上腺皮质都能以胆固醇为原料合成雄激素，包括睾丸酮、雄烯二酮、脱氢表雄酮等。睾丸间质细胞合成的雄激素主要是睾丸酮，肾上腺皮质则产生活性较弱的雄烯二酮、脱氢表雄酮。雄激素的生理作用主要有：促进雄性附属性器官的发育；刺激雄性第二性征的出现及维持；刺激性中枢，维持正常的性兴奋；刺激睾丸生精小管生成精子，保持精子的成熟和活力。

（3）血睾屏障：间质毛细血管和生精小管腔之间，隔有毛细血管、淋巴管的内皮细胞和基底膜、肌样细胞、生精小管基底膜和支持细胞等结构，可阻挡间质内一些大分子物质穿透生精小管上皮细胞的间隙进入管腔，这些结构被称为血睾屏障。血睾屏障可屏蔽精子的抗原性，使之不与淋巴细胞接触，防止产生自身免疫反应；血睾屏障还可防止高温、辐射及多种有害物质干扰精子发生和损害已形成的精子，并可保证精子发生的高度特殊化的微环境，为精子发生创造条件。

 如何通过最基本的检查初步了解睾丸功能？

在临床上，我们一般通过生殖系统的检查，来了解外生殖器发育是否正常及睾丸大小、质地，双侧精索静脉有无曲张，双侧输精管和附睾等情况。睾丸的功能是否正常，取决于睾丸的大小和质地。因此通过生殖系统的检查，可以对睾丸的功能状况做一初步判断。若睾丸容积小于 10 ～ 12 毫升，我们一般就认为是小睾丸，其功能是否受到影响，还要看其质地如何。在临床上，我们也见到过睾丸容积在 5 毫升左右，但质地很好，年龄在 25 岁之下，其生精功能非常好的患者。所以对睾丸功能的判定，要结合睾丸大小、质地以及患者年龄等因素综合判断。如果要精确评估，还要进一步做相关检查，如内分泌检查，染色体检查，睾丸、附睾 B 超检查等。

 附睾的位置、解剖结构及生理功能是什么？

附睾贴附于睾丸的上端和后缘而略偏外侧，呈新月形的组织。附睾主要由附睾管构成，上端膨大而钝圆为附睾头，经睾丸输出小管与睾丸相连，盖于睾丸上端，下端尖细为附睾尾，借结缔组织与鞘膜相连，转向后上方，移行于输精管。附睾头和附睾尾之间狭长的部分称附睾体，呈圆柱形，与睾丸后缘借疏松结缔组织相连。附睾的外面有被膜覆盖，最外层为鞘膜，中间层为厚而坚固的白膜，最内层为血管膜。

附睾主要有三大生理功能：

（1）吸收功能：吸收睾丸支持细胞分泌的睾丸网液。睾丸的支持细胞每日分泌大量的睾丸网液流入附睾，研究表明，一只公羊每日约分泌 40 毫升睾丸网液，使不活动的精子流入附睾。这些睾丸网液最后由附睾排出的只有 0.4 毫升，所以 99% 的睾丸网液在附睾头部被重吸收，形成环流。如果结扎睾丸输出管，可立即形成睾丸血肿。研究表明，附睾尾部的吸收功能不及附睾体。

（2）分泌功能：附睾上皮细胞具有分泌功能，主要分泌物包括甘油磷酸胆碱、肉毒碱、唾液酸和糖蛋白等，与精子代谢、成熟和正常生理功能密切相关。此外附睾上皮也可分泌雄激素，经 5α - 还原酶的作用转变为双氢睾酮及 3α - 雄烯二醇，它们对精子在附睾内的成熟起着重要的作用，也就是说对精子有提供营养和促进成熟作用。

（3）收缩功能：附睾管有自发性节律收缩的可能，可帮助精子运行至输精管，即输出精子的功能。此外，附睾还有免疫屏障功能，阻止精子进入附睾上皮内，以免发生自身免疫反应；附睾还有降解和吸收未射出的精子的功能。

 附睾对精子有什么作用？

（1）运送精子：精子从睾丸进入附睾，多数哺乳动物运行 10 ～ 15 天，人类约 12 天。睾丸内精子没有运动能力，那么精子是如何进入附睾的呢？一是依靠睾丸网液流入附睾，把精子带入；二是依靠一些纤毛的运动，将精子向下方推送而入；三是靠附睾管壁的自动节律性收缩。

（2）促使精子成熟：精子由睾丸产生后，并不具备运动和受精能力，只有通过附睾这个"加油站"，精子才能成熟，才有运动和受精能力。其具体位置可能在附睾尾处，确切机制不明。

（3）储存精子：附睾尾部是储存精子的场所。

（4）过剩精子的处理：衰老或死亡的精子可能被附睾上皮与管腔内的巨噬细胞吞噬。

 精囊腺的位置、解剖结构及生理功能是什么？

精囊腺，即精囊，是一对长椭圆形囊性器官，上宽下窄，左右稍扁，位于输精管壶腹外侧，前列腺底部的后上方，在膀胱底和直肠之间。其前面贴近膀胱底部，后面朝向直肠，之间有直肠膀胱筋膜相隔。精囊腺底部朝向外上方，腺体的排泄管开口向下内方伸出，与输精管壶腹的末端会合成射精管。精囊腺主要由迂曲的小管构成，切面呈管腺状，表面高低不平颇似多数结节聚集在一起。精囊的大小因个体差异、年龄、充盈度而异，即使同一个体，左右腺体也可不同。精囊腺的位置和形态，多随膀胱、直肠的充盈程度而改变。中国人精囊一般长 2.11～6.16 厘米，直径为 0.56～2.2 厘米，如除去周围组织将腺管拉直，则可达 10～15 厘米，直径为 0.3～0.4 厘米，容积平均约为 13 毫升。新生儿精囊腺小如短棒，表面光滑，结节也不明显；青春期迅速增大，且呈囊状；老年人随性功能衰退而缩小，囊壁变薄。精囊最常见的解剖学类型中包含一支走形较直且侧支很少的中央管。精囊的中央管开口于前列腺内输精管末端的射精管。从组织学角度来看，射精管是精囊的延续。因此，精囊腺也可以说是输精管局部外突并分化而成的一个高度迂曲的长囊，有短小的排泄管，所以其基本结构与输精管壶腹类似。

"精囊腺"虽名为精囊，但其主要功能并不是储存精子，更不是一个储存精子的囊。精囊腺属于分泌器官，其分泌物为白色或淡黄色，弱碱性，稍黏稠，射出的精液中 70% 左右来源于精囊腺的分泌物，平均约为 2.5 毫升。精囊液含有高浓度果糖、前列腺素、蛋白质、抗坏血酸、凝固酶及微量柠檬酸等为精子提供营养和维持精液处于正常状态的成分。精囊腺的分泌功能受雄性激素和催乳素等激素的调节。

 前列腺的位置、解剖结构及生理功能是什么？

前列腺是男性特有的性腺器官，是不成对的实质性器官，正常大小为 3 厘米 ×2.5 厘米 ×2.5 厘米，重量约为 20 克，位于盆腔内。前列腺如栗子，底朝上，与膀胱相贴，后面靠直肠，所以了解前列腺大小、质地等，可做直肠指诊。前列腺可分为底部、体部和尖部三部分。前列腺底部朝向上方，稍凹陷，与膀胱底部和膀胱颈相贴，尿道穿过前列腺从前列腺尖部穿出，所以，前列腺有病变时，排尿首先受到影响。前列腺尖部指向前下方，与膜部尿道及尿道外括约肌相延续。前列腺底部和尖部之间是前列腺体部，在其后方有射精管斜行穿过并开口于前列腺尿道后壁的精阜。前列腺主要有三大生理功能：

（1）分泌功能：前列腺同时具有内、外分泌功能。外分泌前列腺液，是精液的重要组成成分，但其分泌受雄性激素的调控。前列腺液参与精液的凝固和液化过程，并为精子提供营养物质。前列腺液含有氨基酸，是精子活动的主要能源，其中的锌、钠、钾、钙、氯、碳酸氢盐和柠檬酸，可使精液呈弱碱性，以缓冲阴道的酸性环境，提高精子的生存率和活力。在分泌液中，还含有大量透明质酸酶，此酶在精液中为精子"开路"，使精子容易穿过子宫颈的黏液栓和卵细胞的透明带与卵子结合。

内分泌功能，前列腺可分泌前列腺素（PG），作用于人体下丘脑的促黄体生成素释放激素的神经内分泌细胞，增加促黄体生成素释放激素释放，再刺激垂体前叶黄体生成素和卵泡刺激素分泌释放，从而使睾丸激素分泌增加。前列腺素也能作用于睾丸间质细胞。前列腺素可维持生殖器官平滑肌收缩，被认为与射精有关。精液中前列腺素使子宫颈肌松弛，促进精子在雌性动物生殖道中运行，有利于受精。前列腺素可以促进精子的生长成熟，如果精液中前列腺素 E（PGE）含量过低，就会影响精子成熟。前列腺内含有丰富的 5α - 还原酶，可将睾丸酮转化为更有活性的双氢睾酮。双氢睾酮在前列腺增生的发生中起着重要作用。通过阻断 5α - 还原酶，可减少双氢睾酮的产生，从而使增生的前列腺组织萎缩。前列腺还分泌酸性磷酸酶，前列腺发生癌变时，酸性磷酸酶可明显升高，所以常将前列腺酸性磷酸酶的变化情况作为前列腺癌的判断及疗效的观测指标。

（2）控制排尿功能：前列腺包绕尿道，参与构成尿道内括约肌。排尿时，伴随着逼尿肌的收缩，内括约肌则松弛，使排尿顺利进行。

（3）运输精液功能：当性冲动时，阴茎勃起，附属性腺分泌增加，附睾和输精管在自主神经的支配下开始有节律地收缩，将精液输送到前列腺内的后尿道，形成射精。

 尿道球腺的位置及生理功能是什么？

尿道球腺为一对豌豆大小的球形器官，相当于雌性的前庭大腺。位于会阴深横肌肉。腺的排泄管细长，开口于尿道球部。尿道球腺又称库伯氏腺，为大多数哺乳动物雄性个体开口于尿道的一种腺体，共 1 对，是尿道腺分化形成的。当男性受到性刺激时，阴茎勃起，尿道球腺就会分泌一种少量、呈透明略带灰白色的液体，有润滑尿道作用，这就是尿道球腺的功能。这种分泌液也是精液的组成部分之一。

 阴囊的结构组成及生理功能是什么？

阴囊位于阴茎的下方，有两个囊，每一个囊内有睾丸、附睾和精索。阴囊皮肤薄而柔软，富有汗腺、皮脂腺等。阴囊皮下组织为肉膜，主要由平滑肌组成，并含有致密的结缔组织和弹力纤维，具有保护睾丸和精索的功能。它具有较大的伸缩性，在环境温度较高时舒张出汗以散热，在温度较低时收缩以防热量外散，从而维持睾丸较为恒定的温度，利于精子的产生和成熟。阴囊内温度一般比腹腔低 1.5～2℃。睾丸需在比体温低 1～1.5℃的情况下，才能产生正常精子，否则将影响睾丸的生精功能。因此，阴囊对于睾丸而言，就是一个"小空调"，可以随时调节睾丸内温度，为睾丸提供一个良好的生精环境。

 阴茎的构成、解剖结构及生理功能是什么?

阴茎是男性的主要性器官。阴茎可分为阴茎根、阴茎体、阴茎头三部分。阴茎根部是阴茎的固定部,由阴茎海绵体左脚、右脚和尿道球组成。阴茎体部由阴茎海绵体和尿道海绵体共同组成,呈圆柱状,外面包裹阴茎皮肤。阴茎头部由尿道海绵体末端的膨大部形成,其顶部前下方有尿道外口,阴茎头底部的游离缘隆起称为阴茎头冠,冠的后方与阴茎体部交界的狭窄移行部称为阴茎颈,又名冠状沟,在冠状沟处有能产生包皮垢的腺体。

阴茎海绵体是具有勃起功能的器官或组织,由两个血管性海绵体组织构成的柱状结构,左右各一,呈圆柱形,其外包裹的白膜是致密的胶原纤维和弹力纤维组织,阴茎海绵体内有毛细血管、螺旋动脉、小静脉等血管穿行,它们结构和功能的正常,为阴茎的正常勃起奠定了基础。

尿道海绵体为细长的圆柱形结构,位于阴茎海绵体下方的尿道沟内,尿道贯穿其全长,同时具有排尿和射精功能。尿道海绵体的前端膨大形成阴茎头。尿道海绵体的结构与阴茎海绵体相似,但白膜结构薄弱而不完整,平滑肌成分较阴茎海绵体少,不具有勃起功能。阴茎主要具有排尿、排精及勃起的功能。

 男性尿道的构造及生理功能是什么?

男性尿道起于膀胱的尿道内口,止于阴茎头尖端的尿道外口,成人长约18厘米,管径为 5 ~ 7 毫米,全程可分为三部,即前列腺部(穿过前列腺的部分)、膜部(穿过尿生殖膈的部分,长约 1.2 厘米)和海绵体部(穿过尿道海绵体的部分)。临床上我们把尿道的前列腺部和膜部合称为后尿道,海绵体部称为前尿道。尿道是排尿和排精的通道。

 输精管容易发生哪些生理畸形?

输精管出现病变,临床主要表现为精子输送障碍,常见于无精子症或少精症不育。输精管病变可分为先天性缺如、与输尿管相交通及重复输精管等多种情形。如果不伴发其他畸形，只是单纯性输精管缺如，或输精管发育不良（表现为一侧有但很细，另一侧没有，或双侧输精管都很细），患者多以不育而就诊，精液分析多为无精子症，或重度少精子症。输精管缺如时，常伴有精囊腺发育不良，或缺失。一般通过体格检查，或精浆生化分析，必要时通过输精管造影检查即可确诊。对其可行手术治疗，将输精管残端与附睾进行吻合；但多数只能通过辅助生殖技术，实现做父亲的愿望。

阴茎容易出现哪些异常？

阴茎既是一个性器官，也是尿液和精液的排出通道，如果出现异常，有时也会影响生育。常见的有以下几种：

（1）阴茎完全缺失：多合并尿道畸形，治疗相当困难，多实施阴茎成形术，但效果不佳。

（2）潜伏阴茎：又称隐匿阴茎。因发育短小，而被会阴、阴囊、耻骨等处的脂肪所掩盖，随着发育过程中脂肪减少，阴茎才暴露出来。也可以通过整形手术把阴茎"解放"出来，就能恢复正常了。

（3）先天性阴茎扭转：阴茎扭转时，尿道口方向改变。少数人可有勃起时的隐痛症状。本症还容易合并异常勃起。

（4）双阴茎：可平行排列或前后排列。

（5）阴茎过大或过小：过大时可作整形术截短。过小的病因复杂，需针对病因进行适当处理。

（6）包茎：可占男性的 25% 以上，但成年男性包茎明显少于青少年。可分为生理性包茎、假性包茎（包皮过长）、真性包茎和嵌顿包茎。

（7）尿道上裂和下裂：尿道上裂较为罕见，特征是尿道上壁缺如，即尿道开口于阴茎的背侧表面，可以单纯发生，也可以并发其他畸形。轻者仅在阴茎头部称为阴茎头型；若沟状尿道自阴茎背侧根部至阴茎顶端，则为阴茎型。严重者可出现尿失禁，常发生性交困难，从而无法生育。尿道下裂较为常见，原因复杂，严重者会影响精液送入阴道，而致不育。

15 阴囊容易发生哪些病变？

阴囊容易发生的病变主要有以下三种：

（1）阴囊湿疹：是以阴囊皮肤瘙痒、肿胀、潮红为特征的一种过敏性炎症性皮肤病。按疾病的发展过程可分急性期、亚急性期、慢性期三个阶段：急性期、亚急性期主要以阴囊皮肤瘙痒、潮湿糜烂、渗液为特点；慢性期则主要表现为阴囊皮肤瘙痒、浸润变厚、干燥、有裂纹，临床上慢性阴囊湿疹最为常见。

（2）阴囊皮炎：以阴囊阵发性剧痒和皮肤苔藓样变为特征的慢性炎症性皮肤病。又称阴囊慢性单纯性苔藓、阴囊神经性皮炎。

（3）阴囊癣：是由浅部寄生性真菌引起阴囊浅表性感染的一种传染性皮肤病，以多环形或地图形皮损伴奇痒为特征。常因炎热、汗出、环境潮湿等加重。

16 前列腺、精囊腺容易出现哪些先天畸形？

前列腺先天性异常主要包括前列腺缺如、前列腺前叶存留、前列腺囊肿。先天性前列腺缺如，常在进入青春期后，或婚后进行不育检查时发现。肛诊未能触及前列腺，而在前列腺位置触及坚硬的耻骨。临床表现为射精量明显减少，或射出的精液长时间不液化；有的因伴有睾丸发育不全，可导致性功能紊乱，出现性功能减退；还有部分前列腺缺如，常在输精管单侧缺如时，同侧前列腺也可能缺如。正常情况下前列腺前叶在胎儿期退化，仅残存少部。如前叶不退化，至成年可增生肥大，压迫前列腺尿道而出现尿频、尿急、排尿困难等症状，根据其增大程度、症状轻重，临床治疗可经尿道镜电凝切除。

前列腺腺体先天性囊肿发生于中肾管或副中肾管系统残余部分，又称前列腺小囊。先天性前列腺囊肿可见尿频、尿急、排尿困难等症状，经直肠指诊可在前列腺上触及囊肿，B超检查显示前列腺（上方）囊性肿物，膀胱镜检查可在膀胱颈部发现半圆形或有蒂圆形的透明肿物。

精囊腺的先天性异常发病率较低，有先天性缺如、先天发育不良及先天囊肿等。精囊先天性缺如、先天发育不良可导致男性不育，以无精子和精液量少为特征。精囊腺囊肿可压迫尿道，致尿路梗阻，出现尿频、尿急、排尿困难，甚则出现肾积水，导致肾功能损害。

 精液由哪几部分组成？

精液主要由精子和精浆两部分组成，精子虽然很多，但其体积很小，99% 以上是精浆。成熟的男性生殖细胞呈蝌蚪状，由头、尾两部分构成，为单倍体细胞，可与卵子结合成受精卵。

精浆由附属性腺精囊分泌的精囊腺液、前列腺分泌的前列腺液和尿道球腺分泌的少量液体共同组成。精囊腺液是精液的主要成分，占 70% 以上，呈碱性，含有果糖、凝固酶和前列腺素，其中果糖是精子排出体外后运动的主要能量。当精囊发生炎症时，就会使果糖分泌减少，使精子活动力减弱，导致男性不育。前列腺素由精囊腺所分泌，它能够增强精子的穿透能力，并能使子宫颈松弛，而有利于受精。分泌的凝固素，可以使刚射出的精液出现凝固，以防精子流失。前列腺所分泌的前列腺液约占精液的 20% 左右，pH 约为 6.5，它分泌一种"液化因子"，有助于精液的正常液化。精子与精浆犹如鱼与水的关系，精浆既是把精子输送到女性生殖道内的介质或载体，同时又能为精子提供能量和营养，激发精子活动力，达到受精目的。

 精子是如何产生的？

精子产生的场所或者说其加工厂就是睾丸。由睾丸曲细精管的精原细胞经过一系列发育最后形成的。成年男性每天可产生 $21 \times 10^6 \sim 374 \times 10^6$ 个精子。此过程可以分为以下三个阶段：

（1）精原细胞增殖阶段：精原细胞经过几次有丝分裂，增殖分化为初级精母细胞。

（2）精母细胞的成熟分裂阶段：初级精母细胞经过两次成熟分裂，其间经过短暂的次级精母细胞阶段而分化为精子细胞，此过程中，染色体数目减少一半，故又称为减数分裂阶段。

（3）精子形成阶段：精子细胞不再继续分裂，而是经过形态变化由圆形的精子细胞发育为蝌蚪状的精子。

这样一个过程需要 64 天 ±4.5 天，这时的精子没有活动能力和受精功能，必须在附睾中继续成熟，这个过程大约需要 16 天。由此算来一个具有受精能力的精子大约需要 90 天，这也是治疗不育或育前调理至少需要 3 个月的理由。

19 中医是如何认识男性不育的？

首先我们要明白，西医和中医是两个不同的理论体系，各有自己的诊疗思路与方法。有的虽为同一个名词或术语，但其表达或代表的并非同一含义，譬如西医的五脏（心、肝、脾、肺、肾），代表的仅是一个解剖学的概念，而中医的五脏（心、肝、脾、肺、肾），代表的是其动态功能，不仅是一个器官。千万不能将它们画等号。

中医学一般将"男性不育"称为"无子"，对其认识可以说源远流长。《周易》中有"不育"之病名，《山海经·中山经》中已有许多治疗男性不育和增强男性生育能力的药物。《黄帝内经》中对男性的生殖生理有了比较系统和全面的论述，并且首次提出了以"肾"为中心的中医生殖理论，认为肾精的盛衰，天癸的有无，脏腑功能的协调与否，气血的盈亏，直接决定着男性的生殖能力的强弱。

中医认为肾藏精，主生殖；脾主运化，为气血化生之源，以滋养先天之精；肝藏血，主疏泄，精血互生，肝肾同源；心主神志，主血脉，为正常生殖活动之统率。故脏腑之中，与不育关系密切的为肾、肝、脾、心，其中肾尤为重要。男性不育发生的病理有虚、有实，或虚实夹杂。虚主要见于肾精亏虚、肾阴不足、肾阳不足、气血亏虚、脾肾亏虚等；病因多见湿热、毒邪、瘀血、痰湿等。

20 中医对男性生殖系统是如何认识的？

（1）中医对男性生殖器官的认识：现代医学将男性生殖器官称为阴茎、

阴囊、睾丸、前列腺、精囊腺、精索等，但中医学中并无这样的词语。中医学将生殖器官统称为"阴"或"阴器"等，具体如下：

1）阴茎：中医认为阴茎是"宗筋所聚"，故又称之为"宗筋"。由于男性尿道具有排尿、排精的双重功能，故又将其称为"精道""溺道"或"水道"。

2）睾丸：中医学认为睾丸与"肾"有密切关系，故称睾丸为"外肾"，也称"肾子""阴子"等。

3）阴囊：在《黄帝内经》中称为"囊"或"垂"，"囊"是形容其状似囊袋而能盛物，"垂"则言其位置悬垂于人体会阴之处。肝、肾二脏与阴囊的生理、病理有密切关系。

4）精室：又称精房或精宫，为男性生殖之精藏储之处。精室的位置，居"直肠之前，膀胱之后，当关元、气海之间"。唐宗海在《中西汇通医经精义》中明确指出精室通于精窍，"前阴有精窍，与溺窍相附，而各有不同。溺窍内通于膀胱，精窍则内通于胞室，好受胎，男子藏精之所"。因此，精室可与现代解剖学上的附睾、精囊腺等某些实体器官相对应，或理解成附睾、精囊腺、输精管壶腹、前列腺以及尿道球腺等器官的主要功能的概括。精室在形态上中空似腑，在功能上可以化生和储藏生殖之精而具备脏的功能，又能输送和排泄生殖之精而具有腑的特性，因而具有奇恒之腑的特点。

5）子系：指维系肾子（即睾丸）的组织，故又称"睾系"或"阴筋"。子系相当于精索。子系的作用主要有三，一是悬挂睾丸；二是脏腑的气血精微物质以此为通道供给睾丸营养；三是生殖之精以此为通道排入女性体内而完成生育。子系有病，通道不畅，睾丸失去肾气等精微物质的温煦濡养，或生殖之精排泄障碍，可致不育和阳痿等疾病。

（2）对男性生殖功能的认识：中医学认为，男性其生殖特点是以"肾"为中心，以"肾气、天癸、精"三大物质为基础，以"肾气—天癸—精"为主轴的变化过程。其中的天癸，是一种促进男性机体生长发育、生殖功能旺盛，精液、精子的产生，维持第二性征以及种子生育的一种物质。天癸的至与竭决定着男子生殖系统的发育以及生精、种子等功能的旺盛与衰竭。肾气的盛衰又与天癸的"至（到）"与"竭"联系紧密。肾气虚可导致天癸迟到或天癸早竭，天癸迟到则性功能不得成熟，天癸早竭则性功能过早衰退。肾气虚者性功能多低下，或引起无精子、少精子，或无精液，从而引起不育。一般而言，24～32岁是男性发育的鼎盛时期，此时肾气实，天癸足，为最佳的生育年龄。至56岁左右，天癸渐竭，生殖能力随之逐渐衰退。65岁左右开始，一般不再有生育能力。

21 中医对心与男性生殖的认识？

心藏神，主神志，为人身之大主。人的精神、生殖活动都必须在心神的支配下才能完成。在男性生殖活动中，心的功能主要体现在两个方面：

（1）主血脉以养外肾：心具有推动、约束血液在脉管中循环运行，输送营养物质于全身的作用。若气血不足，或脉道不利，血脉瘀阻，则外肾失养，可发生阴囊与睾丸的萎缩、阳痿、精子数量减少等病症。

（2）主神明以司性欲：心藏神而主神明。"神"包括人的精神、情志、思维、感觉等生命活动。性欲的产生，必须是心神有所触动才会引起。心神不仅司性欲，而且对天癸和生殖之精的化生也起支配作用。若心神正常，则由性意识支配的性欲也正常，性活动就会正常；如果心神失常，性欲就会发生异常，或亢进，或减退，甚则阳痿，严重者引起不育。

22 中医对肾与男性生殖的认识？

中医认为肾在男性生殖活动中发挥着核心和主导作用，主要体现在以下四个方面：

（1）肾藏精，主人体生长发育：肾藏之精，包括先天之精和后天之精。肾中之精，化肾气，又有肾阴肾阳之分，是维持人体阴阳平衡的基础。

（2）充天癸，化生生殖之精：天癸蕴育于人体胚胎期，随着肾气的旺盛而逐渐成熟，促使人体化生生殖之精，人的生殖功能的生理活动才会有足够的物质基础。天癸通过冲任二脉促使生殖之精化生、发育和成熟。生殖之精藏于外肾，是繁衍生命的物质基础，是胚胎形成的始基。

（3）主气化，司津液：肾气充盛，气化正常，开合适度，水液的输布与排泄方能正常进行。如肾之气化功能失常，开合失度，则会出现病态。若开多合少，可致夜尿增多、尿崩或失禁；合多开少，则会出现排尿无力、小便淋沥不尽或小便癃闭。

（4）主前阴二窍，司尿液与精液的排泄：男子前阴之中有二窍，一为精窍，一为溺窍。二窍之外口同为一个口，通过冲任二脉得肾阴的滋养。在肾的协同作用下，精窍司精室的开合，主精液排泄；溺窍司膀胱的开合，主尿液排泄。

 中医对肝与男性生殖的认识？

中医学对肝与男性生殖的认识，主要表现在以下三个方面：

（1）主藏血，濡养外肾：肝藏血，指肝具有储藏血液和调节血量功能。对外肾，即外生殖器官，包括阴茎、阴囊、睾丸等，具有提供营养的作用。如肝血不足或肝疏泄功能障碍，外肾失于濡养可出现生殖器官发育不良或萎缩等，或阳痿等。

（2）主疏泄，协助性功能的正常完成：肝之疏泄不及、情志抑郁，可见性欲减退、阳痿、早泄等；肝之疏泄太过，肝火偏亢，则表现为性欲亢进、早泄、遗精等。

（3）肝肾同源，精血互生：肝血能滋养肾精，故肝血的盛衰对肾精的化生尤为重要。肝血足，则肾精强，反之，如果肝血不足，或肝血瘀滞，则肾精生化无源。

24 中医对脾与男性生殖的认识？

中医学对脾与男性生殖的认识，主要表现在以下三个方面：

（1）脾主运化，为气血生化之源，营润外肾：脾胃功能正常则外肾营养充足，发育正常，能维持良好的性功能活动；如脾胃失于健运，则气血生化乏源，外肾营养不足，不仅影响发育，性功能活动也随之减少，从而发生性欲减退甚至阳痿、不育等病症。

（2）化气血以养天癸和生殖之精：生殖之精在天癸的作用下，由精室化生而成，天癸、生殖之精虽靠肾气的作用才能充实和成熟，但也依赖气血的不断滋养。如脾失运化，气血生化不足，则生殖之精失于滋养，可发生精子数量减少或精子活动力低下而引起不育。

（3）脾气对肾精的统摄作用：脾气主升，有统摄作用。肾精的闭藏虽在肾，但又需脾气的统摄，若脾虚气陷失于统摄，则会出现滑精、尿浊、遗精等。

25 中医对肺与男性生殖的认识？

中医学对肺与男性生殖的认识，主要表现在以下两个方面：

（1）主气，朝百脉，以养外肾：肺对全身脏器的治理和调节作用，是通过"主气""朝百脉"来完成的。如肺气亏虚，不能宣发气血津液，宗筋无以充养，且母病及子，肾脏受累，肾气也虚；或肺失通调，痰湿聚集，或蕴湿生热下注宗筋，均可导致性欲减退、阳痿、早泄等病症。

（2）肺肾相生，金水互化：中医学认为"肺为气之主，肾为气之根"。肺与肾共司人身之气机升降。肺属金，肾属水，肺肾之阴相互滋生，金水互化。肺肾相生，主要体现为肺对生殖之精的影响。如肺肾协调，肺气清肃下行，则肾的气化功能正常，生殖之精得以正常化生。肺失宣降，则影响肾之气化；或肺肾阴虚，肾精化源不足，生殖之精匮乏，甚则宗筋失养，可致不育、阳痿等病症。

揭开男性不育的面纱

 什么是男性不育症?

我们在门诊经常遇到这样的患者,刚结婚或刚解除避孕措施3个月或半年,妻子没有怀孕,并且妻子经过有关生育方面的检查也没有异常,男方就认为自己患上了不育症,其实这种认识是错误的。世界卫生组织(WHO)认为:育龄夫妻之间有正常性生活,未采取避孕措施1年以上,而妻子未能怀孕,原因在丈夫的,才能诊断为男性不育。目前我国也普遍采用这一观点。男性不育症是指精子的产生、成熟、运输(或者说精子的排出道路)这三个环节中任何一个环节出现了问题,或者精浆异常,或者严重的阳痿、早泄、不射精、逆行射精等,均有可能引起的不能使女方受孕的一种病症。严格讲,它并非是一个独立的疾病,常是其他疾病或者病因所导致的最终结果。

过去曾把男性不育分为男性不育和男性不孕两种。男性不育是指丈夫可使妻子怀孕,但胚胎或胎儿不能存活,如发生流产、死胎等;而男性不孕则指丈夫不能使妻子怀孕。目前已不再这样区分,而统称为男性不育症。

 为什么会得男性不育症?

> 案1 张先生,25岁,2013年9月以"婚后有正常性生活,没有避孕,妻子未怀孕1年"为主诉就诊。曾多次做精液分析均提示无精子。经生殖系统检查,阴茎发育正常,但双侧睾丸容积约2毫升,

质地较软，双侧精索静脉无明显曲张。性激素6项检查，睾酮含量略低，黄体生成素（LH）和促卵泡激素（FSH）超出参考值最高限5倍，表明睾丸生精功能严重障碍。通过对该患者染色体核型分析发现染色体为47，XXY。最终该患者被确诊为克兰费尔特综合征，又叫先天性睾丸发育不全（Klinefelter综合征）。这种情况通过保守治疗，自然受孕的机会几乎为零。以目前的生殖技术，解决生育的最佳方式应是患者通过人工授精或者抱养方式来实现自己当爸爸的愿望。近年来，随着现代辅助生殖技术的发展，现在已有这类患者睾丸取精成功并做辅助生殖的报道。

案2 刘先生，28岁，2009年8月以"有正常性生活，没有避孕，妻子未怀孕1年半"为主诉就诊。患者曾多次做精液分析均没有发现精子。体格检查时发现阴囊内没有睾丸。后又经过彩超检查发现左侧睾丸位于腹股沟内，右侧未发现睾丸。最后诊断为一侧为隐睾，一侧为先天性睾丸缺失。由于隐睾时间太长，睾丸生精功能已经损伤，再想保留已没有价值，必须尽快采取手术切除，以防癌变。该患者也只能通过其他方法来圆自己做爸爸的梦想。

经常有患者问我们自己为什么会得不育。实际上引起男性不育的原因十分复杂，概括起来主要有以下三个方面：

（1）睾丸因素：睾丸要产生足够数量和质量正常的精子，不但睾丸要发育正常，而且外部条件也必须满足生成精子所具备的条件，如阴囊内温度要低于体温$1 \sim 1.5℃$，睾丸不能受到射线、电离子辐射等。如案1患者是睾丸发育障碍；案2患者是一侧没有睾丸，另一侧睾丸由于在腹股沟处，使得睾丸局部温度过高，生精功能受到严重损伤，最终导致不育。

1）睾丸先天性发育异常：如睾丸缺如，这类患者的染色体多数为46，XY，表现为男性，青春期无第二性征出现；案2患者虽然一侧无睾丸但另一侧隐睾也可以分泌一定的雄性激素，因此患者第二性征发育尚可，能过正常性生活。先天性睾丸发育不全，这类患者典型的染色体核型为47，

XXY，多表现为小睾丸、小阴茎，有些不能完成正常性生活，有些患者会出现乳房发育。如案1患者阴茎发育正常，先天性睾丸发育不全，能过性生活者较少见。

在正常情况下，胎儿第7～8个月时睾丸会降入阴囊，但据统计仍有约3%的足月男婴和30%的早产男婴会出现隐睾。但这些患儿大多在出生后数月，最迟不超过1周岁睾丸可以降入阴囊。对没有降入者，最好在2周岁前进行睾丸下降术，否则会引起睾丸生精功能障碍，而导致不育。一般来说，成人隐睾症为0.3%～0.7%，双侧隐睾所引起的不育为50%～100%，单侧隐睾为30%～60%。

2）慢性生殖器官感染：如睾丸炎、附睾炎等，可引起精子的生成和成熟障碍，出现无精子、少精子或弱精子等病症，从而诱发不育。

3）精索静脉曲张：可以逐渐地对睾丸、附睾功能造成损伤，也就是说对睾丸、附睾的损伤有时间的累积性，这是引起男性不育的常见原因之一。患者主要表现为一侧或者双侧阴囊坠胀，精子活动率下降、少精子，严重者可以出现无精子。

4）睾丸局部温度的影响：阴囊内温度一般比体温低1～1.5℃，若长期穿紧身内裤或久坐，或接触高温，如厨师、从事高温下工作者，使得阴囊内温度较高，从而引起精子生成或成熟障碍。

5）全身疾病继发引起的睾丸生精功能障碍：如下丘脑病变，常见的卡尔曼综合征又称性幼稚-失嗅综合征（Kallman综合征）、弗勒赫利希综合征（肥胖生殖无能综合征）等；脑垂体病变，以高催乳素血症最常见；甲状腺功能亢进或减退；肾上腺疾病，常见的先天性肾上腺增生症及原发性慢性肾上腺皮质功能减退症（艾迪生病）等。糖尿病和慢性肾炎等均可引起生精功能障碍而不育。

（2）输精管道因素：精子生成并在附睾中成熟后通过性生活，由输精管道排出体外。输精管道包括附睾、输精管、射精管和尿道。输精管是附睾管的连续部分，自附睾尾开始，终止于射精管，全长约40厘米，分为睾丸部、精索部和盆腔部。输精管末端在精囊腺内侧，呈梭形膨大，医学上把这部分称为输精管壶腹，之后向下逐渐细小，最后与精囊的排泄管会合而成射精管。如果输精管道因为先天发育不良，如先天性附睾、输精管缺如或先天性睾丸附睾之间或附睾头之间不连接或连接不良等；睾丸或精索鞘膜积液手术、疝气修补术等，把输精管道切断；或某种炎症，如双侧慢性附睾炎（尤其是附睾尾部）、输精管道炎症阻塞、输精管结核等，巨大附睾囊肿等均可引起精液排出障碍，而导致不育。

（3）射精障碍：

1）患者性知识缺乏：阴茎插入阴道内不动、性交姿势不正确，甚至不清楚阴道位置等，均可导致不能在阴道内射精而不育。

2）性功能障碍：因严重勃起功能障碍而使得阴茎不能插入阴道。严重早泄，即阴茎没有来得及插入阴道就射精。不射精或逆行射精，前者无射精动作，无性快感，后者虽有，但精液却排入了膀胱。

3）外生殖器先天畸形：如严重的尿道下裂或上裂，以及严重的阴茎硬结症，致使阴茎弯曲不能过性生活者，这些均可因为精液排出障碍而引起不育。

3 男性不育症患者如何看医生？

许多男性在被确诊为不育后，感到很没面子，情绪低落，不能接受这一现实，更不敢面对；另一方面内心也非常恐惧，心想不能生育了，要断子绝孙了。有的自己查些资料，吃些所谓的单方验方或秘方，或者到一些非正规的医疗机构乱治一通。其实正确的态度应是坦然面对现实，科学认识该病，积极采取相关治疗。那么，男性不育患者如何看医生呢？主要有以下三点意见：

（1）要正确认识：男性不育与其他疾病一样，是一种疾病，要破除"不孝有三，无后为大"这种传统陈旧观念，要从封建意识中走出来，树立战胜疾病的信心，培养积极乐观的情绪。另外，患者必须认识到，只要不是无精子症导致的不育，只要有精子，无论多少，都存在自然受孕的可能。怀孕生子是夫妻双方的事情，非常复杂，所以患者一定要对治疗充满信心。

（2）慎重选择专业性医生：要到一家信誉好、口碑好、在治疗不育方面有较大影响力的医院，找一位值得信赖的医生。要给医生详细叙述病史，包括职业、有无不良嗜好、婚姻史及性生活等情况，有无泌尿系统感染史如睾丸炎、附睾炎等，有无手术和外伤史、用药史及家族史，以前的检查和治疗情况，最好把曾做过的相关检查报告都带上，给医生的诊断和治疗提供相关信息。

了解大夫将会进行哪些体格检查，做好充分的心理准备。了解该做哪些实验室检查，以及有哪些特殊要求等，要做到心中有数，严格执行，保证检查结果的准确可靠。

（3）治疗和锻炼同时进行：要严格遵照医嘱进行治疗，同时要进行适度锻炼，养成良好的生活习惯。由于不育症患者病程较长，所以切忌频繁地更换医生，不断更换治疗方案。

 哪些精子质量异常病症可以引起不育？

精子质量异常是引起男性不育最常见的原因，它主要表现在每次排精的精子数量、精子浓度、精子活动力、精子存活率、精子形态等方面。按照第五版《世界卫生组织人类精液检查与处理实验室手册》中的标准，常见精子异常有以下几种。

（1）弱精子症：有的也称弱精症、精子活动力低下症，是指在适宜温度下（一般为 25 ～ 37℃），精液离体 1 小时后在标准实验室进行分析，总活力低于 40%，或前向运动精子率低于 32%。弱精子症常与其他精液异常症同时存在，是导致不育的主要原因之一。如果以第四版《人类精液及精子 - 宫颈粘液相互作用实验室检验手册》为标准，快速前向运动精子低于 25%，或前向运动精子不及 50%，或者精子活动率低于 60% 者，即可诊断为弱精子症。

（2）少精子症：也称精子减少症，是指精子计数低于 1 500 万 / 毫升（精子的浓度），也是导致男性不育的主要原因之一。一般来说，精子浓度或者说精子数量的多少与男性的生育能力成正比，与精子的活动力成正比，从某种意义上说，活动的质量比数量更为重要。如果以第四版《世界卫生组织人类精液检查与处理实验室手册》为标准，精子浓度低于2 000万／毫升即可确诊。

（3）无精子症：是指禁欲3～7天后通过体外排精的方法获得精液，连续3次以上实验室精液离心检查，均没有查到精子者。这种病症的治疗比较棘手且效果最差。据有关资料统计，这类患者占男性不育的6%～10%。如果因睾丸生精功能障碍或者先天睾丸发育不良所引起的，医学上称为"真性无精子症"；因输精管道阻塞所引起的，医学上称为"假性无精子症"。

（4）死精子症：对死、活精子的判定，必须通过对精子特殊染色（一般为伊红染色）。在第四版《人类精液及精子－宫颈粘液相互作用实验室检验手册》中，并没有将死精子症单独列出，而是归于特发性弱精子症中进行分析。如果通过染色，精子全是死的，即可确诊为死精子症；但活精子率低于多少，也可诊断为死精子症，目前尚无统一标准，我们认为如果活精子率低于10%，即可诊断为死精子症，不宜诊断为弱精子症。据有关资料统计，死精子症所引起的男性不育发生率约为1.3%。随着人们生活方式的改变，由于受到各种辐射机会增加及环境污染等不良因素的影响，我们发现死精子症所引起不育的发病率在逐渐升高。

（5）畸形精子症：根据第五版《世界卫生组织人类精液检查与处理实验室手册》，生育期男性具备正常的性功能和射精功能，在禁欲2～7日后，3次以上精液检查正常形态精子低于4%，其他参数基本正常，称为畸形精子症。常与其他精子质量异常病症同时出现。

（6）白细胞精子症：是指1毫升精液中白细胞数目超过100万。

 卡尔曼综合征不育患者还能生育孩子吗？

卡尔曼综合征，是一种遗传性疾病，主要表现为睾丸发育不全，到青春期后不出现第二性征，无喉结，无胡须，或胡须很少，皮肤比较光滑。睾丸很小，阴茎如幼童。患者的先天性嗅觉减退或缺失。

实验室检查可见血中促性腺激素黄体生成素和促卵泡激素低下，睾酮含量明显低于正常值。可表现为无精子症。我们曾治疗1例卡尔曼综合征，21岁，务农，结婚半年因没有怀孕来医院就诊。通过体格检查和性激素测定，发现睾丸小，阴毛少，阴茎小，血清中黄体生成素、促卵泡激素和睾酮含量低下。精液分析精液量 0.4 毫升，精液离心检查没有发现精子。性生活基本不能完成。患者嗅觉很差，可以说香臭不分。据此诊断为卡尔曼综合征。每周肌内注射 2 次绒促性素（HCG），每次 2 000 单位，同时再注射尿促性素（HMG），每周 2 次，每次 75 个单位。治疗半年后患者第二性征明显发育，睾丸增大，阴茎增粗，能够完成性生活。患者继续治疗半年，1 年后精液分析发现精液中出现了少量精子。患者最后通过卵细胞质内单精子注射（ICSI）辅助生育技术使妻子怀孕，并生下一健康女婴，实现了自己当爸爸的梦想。

然而 2009 年参加河南省男科疑难病会诊的李某兄弟二人就没有那么幸运了。弟弟 28 岁、哥哥 30 岁，因结婚多年妻子均没有怀孕，多方治疗无效，通过朋友介绍来参加会诊。专家们通过认真查看有关检查报告和体格检查，最后二人都被确诊为卡尔曼综合征。经采用上述方案治疗 1 年余，同时服用补肾生精类药物，虽然第二性征获得了一定程度的发育，但精液中始终没有发现精子。我们分析可能与其年龄偏大有关。最后弟弟坚持治疗了 2 年多，精子浓度达 100 万 / 毫升左右，采用辅助生殖技术助孕成功。当然，通过我们系统治疗，也有自然受孕者。由此可见卡尔曼综合征患者通过治疗能否达到生育目的，及早明确诊断、及时科学正确治疗尤为关键。

少精子症不育患者要生育是否必须做试管婴儿?

案　薛先生,26 岁,2014 年 2 月以"结婚 2 年,未避孕 1 年半未孕"为主诉就诊。曾去三家医院的生殖中心诊治，精液分析 3 次均提示重度少精子症（三次检查结果分别为：≤ 250 万 / 毫升、≤ 365 万 / 毫升、≤ 190 万 / 毫升），且伴精子活动力低下，即弱精子症，由此三家医院的专家均建议采取试管婴儿。从受孕的成功率等方面考虑，专家的建议是正确的。但夫妻二人及家人均不接受，坚持治疗，

> 想自然受孕。经相关检查如内分泌检查、染色体检查、Y染色体微
> 缺失检查、精浆生化检查等均未发现异常。体格检查：除左侧精索
> 静脉有一度曲张外，双侧睾丸、附睾等均没有发现明显异常。我们
> 把在治疗过程中可能出现的最坏结果——无精子告知患者，因为影
> 响精子质量的原因太复杂，什么样的结果都有可能发生；根据夫妻
> 双方的年龄，并设定了治疗的最长时限，即2年。我们采取中西医
> 结合的疗法，治疗不到半年妻子怀孕。配偶怀孕后，我们让患者再
> 次复查精子质量，发现精子浓度并没有大幅度提升，但精子活动力
> 基本正常。

对于少精子症不育患者，是否需要进行试管婴儿，这要取决于以下几点：①少精子症的程度，一般来说低于500万／毫升，就属于重度少精子症。如果同时伴有畸形精子症、弱精子症，则自然受孕的概率更小。助孕的第一选择是进行试管婴儿。②夫妻双方的年龄，如果年龄较小，积极查找病因，有针对性的中西医综合施治效果可能更好。如果年龄在35岁以上，还是首选辅助生殖技术。③夫妻双方的意愿。有些患者对试管婴儿非常抵触，对于这样的患者，就只好保守治疗，或服药治疗了。

需要指出的是，不管是采用试管婴儿，还是中医治疗，或中西医结合治疗，都不能绝对保证让患者配偶怀孕。我们在临床上时而遇到这样的患者，配偶进行了几次试管婴儿都没有成功，之后又开始中西医结合治疗，结果就成功了；也有的患者治疗了2年多，没有效果，结果进行一次试管婴儿妻子就怀上了。孕育机制太复杂，双方的年龄、精子质量、配偶身体状况、心情等对受孕都有影响。

 弱精子症是否和上了年纪有关？

弱精子症是导致男性不育的最主要因素。而引起弱精子症的原因非常复杂，常常是多因素共同作用的结果。譬如生殖系统感染、精索静脉曲张、高温或辐射环境，还有某些疾病如糖尿病、甲状腺功能减退等，或某些药物的

影响或不良生活方式如抽烟、喝酒等。大家在讨论这些弱精子症病因时，常常忽略"年龄"这一主要因素，睾丸、附睾、精囊腺等器官的功能，如同其他器官一样在逐渐下降。如果超过 35 岁，其影响更为明显。

 精子畸形率过高会生下畸形孩子吗？

> **案** 刘先生，32 岁，因 2 年不育，经过多方治疗效果不好，参加河南省中西医结合男科会诊。从他的精液分析来看，精子浓度达到了 4 000 多万／毫升，其中能够让卵子受精的主力兵团——快速向前运动的 a 级精子达到了 45％。但是通过精子形态学分析，发现精子形态不正常，要么是头部有缺陷，要么是尾部有缺陷等，正常形态精子只有 2％，畸形率达到了 98％。刘先生治疗期间一直避孕，恐怕生下畸形宝宝。

像刘先生这样的病例并不少见，患者发现精子的畸形率过高，在治疗期间就一直避孕，其实没有必要。因为引起畸形儿的原因较多，如夫妻双方的染色体、基因异常，怀孕初期或者怀孕前夫妻双方一方有病毒（如医学界认可的巨细胞病毒、疱疹病毒、风疹病毒）感染、弓形虫感染、支原体和衣原体感染、碘缺乏与地方性克汀病、氟中毒等，或受到放射线、电磁波辐射和某些药物及铅、汞等重金属等污染，这些均可导致畸形胎儿的发生。但是，畸形精子一般不会导致胎儿畸形，因为精子在与卵子结合之前，有一个优胜劣汰的过程，在经过女性生殖道时，大部分畸形精子会被淘汰出局，从而保证最后有一个最好的精子与卵子"会师"。

当然，对畸形精子症引起的不育要积极治疗，尽可能查找病因，祛除引起精子畸形的因素，最大限度地提升精子质量。如对于伴有精索静脉曲张者，要尽早手术并同时联合中药治疗；积极治疗泌尿系统感染如附睾炎、睾丸炎；要尽可能少用电脑和微波炉等；要加强锻炼，一定要戒除烟酒，不要洗桑拿，养成良好的生活习惯等。

9 慢性前列腺炎影响生育吗？

> **案** 李先生，28 岁，因不育 3 年多来医院就诊。患者曾到多家医院就诊，都说是慢性前列腺炎引起的，采用多种治疗前列腺炎的方法如抗生素静脉滴注、尿道给药、磁疗微波，还有一些"新疗法"等，结果精子质量不但没有好转，反而越来越差。前列腺液分析：pH 为 6.5，卵磷脂小体（++），白细胞 1～5 个高倍镜，的确是患有前列腺炎。精液分析提示：弱精子症。体格检查：左侧精索静脉 II 度曲张，双侧睾丸、附睾、右侧精索未见明显异常。我们采取中西医结合疗法（益肾通络方联合精索静脉曲张微创手术）治疗 3 个月后精子质量明显好转，4 个月后妻子怀孕。

慢性前列腺炎到底是否影响生育？从理论上讲，由于前列腺液是精液的重要组成部分，当患慢性前列腺炎时，对精液的量、pH、精子活动率、精子活动力、精液液化等会有影响，从而导致不育，但事实并非如此，有些患者症状很重或者前列腺液中有较多的白细胞，但并未影响生育力。

慢性前列腺炎对精液质量的影响，主要体现在以下三个方面：①影响精液酸碱度。患有前列腺炎时，精浆中的酸性物质增加，酸碱度下降，当降到 6.5 左右时，精子活动力将受到极大影响。另外，精液中的白细胞增多也会改变精液的酸碱度。②影响精子的活动率或活动力。患有慢性前列腺炎时，精浆中白细胞增多，同时精浆中可能会有一些细菌及毒素，从而破坏精子的生存环境，影响精子的存活或活动能力。③影响精液的黏稠度和液化状态。患有慢性前列腺炎时，前列腺分泌的一种"液化因子"减少，或精液中液化酶的活性降低，从而引起精液的黏稠度增加，或导致精液液化不良。

北京协和医院李宏军教授曾组织 7 家医院的男科医生进行了大规模的"慢性前列腺炎对生育能力影响"的调查，他们选择因不育来就诊的患者，详细询问前列腺炎相关病史和临床症状，做前列腺指诊、前列腺液和精液分析，结果发现慢性前列腺炎在男性不育患者中相当普遍，在534例男性不育患者中有209例伴有慢性前列腺炎，同时发现慢性前列腺炎可增加不育男性的精液不液化的发生率（22.7%），但对精液的其他参数没有明显影响。这表明前列腺炎对生育力的影响不大。

有些男性不育患者同时伴有慢性前列腺炎，如案中的李先生就是如此。前列腺炎究竟对生育的影响有多大，并没有一个统一的标准。李宏军教授认为除了对精液液化有一定影响外，对其他精子指标，如活动力、精子形态等无多大影响；但也有研究认为对其他精子指标，如活动力、精子形态等是有影响的。研究结果提示，对生育是否有影响，要看前列腺炎的类型，Ⅱ型前列腺炎和ⅢA型前列腺炎对精子的液化状态、精子活动力等有一定影响，治疗时要予以兼顾。不能仅治疗前列腺炎，要全面分析，综合调理，有所侧重，只有这样才能获得满意疗效。

10 性病能引起男性不育吗？

案 董先生，28岁，某公司营销经理，2010年3月以继发性不育两年半到医院就诊。患者3年前妻子意外怀孕，由于工作忙，加上又没有要孩子的计划，就到医院做了人工流产术。等到计划要宝宝了，结果2年多还没有怀上。妻子赶紧到医院检查，除了有点宫颈炎外，其他相关生殖功能检查如排卵监测、输卵管通畅性检查等都正常。于是就让丈夫到医院检查，结果发现没有精子。之后又去两家医院生殖中心做精液分析，还是没有发现精子。这下夫妻二人着急了，到我们医院后再次复查精液，提示精液量0.8毫升，pH6.6，精液离心后未见精子。体格检查：患者双侧睾丸大小、质地正常；附睾和精索静脉均没有发现明显异常，双侧输精管可摸到。精浆生化分析，果糖和中性α-葡糖苷酶都很低。最后通过输精管道造影检查，证实是射精管道阻塞。根据我们的经验，在没有手术、外伤的情况下，首先考虑可能是慢性生殖道感染引起的。经过我们反复询问得知，3年前的一个晚上由于招待客户，酒喝多了，之后去了某娱乐场所，在服务小姐的诱惑下，发生了不该发生的事情。结果第二天，就出现尿道灼热疼痛并有分泌物外流，直到第三天症状越来越严重，才知道出事了，到某医院诊治。通过检查，医生告诉他得了急性淋病和支原体感染。医生在给他输液的同时还做了尿道灌注，治疗了2天，症状基本消失，因出差去外地就没有再治疗，但半个月后只要吃些辛辣刺激的食物，就会出现会阴部疼痛，有时尿道还流出些分泌物。一直当成慢性前列腺炎治疗，症状反反复复。由此我们推断，这是由于急性淋病和支原体感染没有彻底治愈，加上急性期尿道灌注，可能导致病菌上行感染，最终诱发前列腺炎和射精管炎症等，长期的慢性炎症刺激导致射精管道阻塞。

这是一例因为急性淋病并支原体感染没有彻底治愈和治疗方法不当所引起的无精子症不育。有些性病如果失治、误治，或采取的治疗方法不恰当，就有可能诱发男性不育。

我们知道，性病是一种具有传染性的性传播疾病，最常见的有淋病（急性淋菌性尿道炎、慢性淋菌性尿道炎）、非淋菌性尿道炎（主要指支原体、衣原体感染）、尖锐湿疣、梅毒、生殖器疱疹、软下疳等。如果淋病、非淋菌性尿道炎失治，或治疗不规范、不彻底，就有可能转为慢性或淋球菌、支原体、衣原体等致病微生物上行感染，可引起前列腺炎、精囊腺炎、射精管炎、附睾炎等，轻则导致死弱精子症或精液液化不良等，重则输精管或射精管阻塞而出现无精子，如本案例即是。

对于感染了尖锐湿疣、梅毒、生殖器疱疹、软下疳性病的男性，尽管它不会直接引起精子质量下降而不育，但配偶怀孕后的后果非常严重，不但配偶被传染，胚胎或胎儿也会被传染，或胎停育，或生畸形儿，或带病出生。所以这类男性患者一定要在这些性病彻底治愈后，在医生的指导下怀孕。也有患者不知道自己是否被感染，所以计划孕育前一定要做有关优生的相关检查，在生育问题上，我们要认真、谨慎，再认真、再谨慎！防患于未然！

最后我们慎重提醒，为了自身健康和家庭幸福，为了生一个健康宝宝，男人们一定要洁身自好。如果一不小心得了性病，一定要到正规医院进行科学规范正确的治疗，千万不要抱有任何侥幸心理，切记！

11 得过流行性腮腺炎（痄腮）会影响生育吗？

案 王先生，30岁，农民，曾生育1女，已4岁。按照当地有关规定，可以再生1胎，可是计划了2年未采取任何避孕措施，夫妻恩爱，性生活和谐，可妻子始终没有怀孕，在当地医院多次化验精液提示无精子症。后经朋友介绍于2010年8月到我们医院就诊。他妻子经检查生殖功能正常。再次复查精液，精液量4毫升，pH 7.2，精液离心检查没有发现精子。精浆生化检查，各项指标均正常，表明附属性腺如附睾、精囊腺和前列腺功能正常，输精管道通畅。但性激素检查发现促卵泡激素较正常值高8倍，表明睾丸生精功能严重破坏。体格检查发现：左侧睾丸萎缩，容积约10毫升，质地软，右侧睾丸容积约12毫升，质地尚可，双侧附睾、精索和精索静脉无明显异常，双侧输精管可摸到。根据以上检查结果综合分析，初步判断这是一例因产生精子的"加工厂"——睾丸受到了损伤，无法生产精子所导致的无精子症，这种类型的无精子症，医学上称为"真性无精子症"。是什么原因引起睾丸萎缩而出现无精子症呢？经询问得知，患者在28岁时得了病毒性腮腺炎，几天后两侧睾丸也肿大，其中左侧最为明显，打针吃药近1个月肿痛才消失。

这是一例因患病毒性腮腺炎并发睾丸炎，并引起睾丸生精功能严重破坏，而导致的无精子症男性不育。为什么会发生这种情况呢？这是因为病毒性腮腺炎与睾丸炎之间有着密切的联系，腮腺炎病毒对男性的性腺体——睾丸组织有特殊的亲和力，易通过血液循环到达睾丸而致睾丸炎，使睾丸组织损伤，可使生精功能下降，出现少精子症，严重者可致无精子症。流行性腮腺炎好发于学龄前和学龄期儿童，2 岁以下者较少发病。

病毒性睾丸炎是病毒性腮腺炎最常见的并发症，据有关资料统计，近25% 患者可伴发睾丸炎。一侧睾丸受累萎缩者较多见，对生育有一定影响。如果双侧都受累萎缩，多表现为无精子症，但也有另一侧睾丸容积变化不大而出现无精子的情况，本病例就属于这种情况。这种病毒所导致的生精细胞的损伤是不可逆的。这例患者如果不是已有 1 女，恐怕就不会有自己的孩子了。另外，病毒性腮腺炎性睾丸炎对生育的影响，与发病时患者的年龄关系密切，一般来说，发于青春期前的对生育的影响较小，青春期后，或成年人发病者，对睾丸组织的损伤更为严重，常常表现为无精子症。但这些仅仅见于少部分患者，并非所有得过流行性腮腺炎的患者都会影响生育。主要有以下三个原因：

（1）血睾屏障：这是一道有效的免疫屏障，使睾丸免受外来有害物质和突变原的损害。理论上讲，幼儿时期由于血睾屏障尚未形成，腮腺炎病毒直接损伤睾丸组织，可以造成严重后果。但腮腺炎并发睾丸炎者在青春期和成年男子多见，儿童少见，这可能与儿童时期生殖系统发育不完善有关。

（2）单侧睾丸受累者较常见：腮腺炎合并睾丸炎时，单侧睾丸受影响者最为常见，另一侧睾丸代偿性生精，表现为少精子症，生育能力下降，但通过治疗多数能够生育。

（3）睾丸的生精能力较强：每克睾丸组织一天可产生和释放 1 000 万个精子，即使腮腺炎损伤了双侧睾丸组织，但只要有一丁点完好的睾丸生精组织，睾丸就会代偿性地生精，而且能达到生育的目的，所以也不要过于恐慌。

为了避免腮腺炎并发睾丸炎的发生，作为父母一定要按照防疫部门的要求，为孩子及时注射腮腺炎病毒疫苗。同时要注意锻炼身体，以增强抵抗力。

得过结核会引起不育吗?

> **案** 张先生，31 岁，2010 年 11 月因结婚 4 年，性生活正常，却迟迟不见妻子怀孕，来参加河南省男科疑难病会诊。精液分析发现，张先生的精液量不足 1 毫升，精子浓度低下，而且 99% 的精子都是死精子。张先生四处治疗，总是查不出原因，治疗也没有效果。专家们仔细查看了以前的诊疗记录，并进行了仔细的体格检查，发现张先生的输精管摸起来疙疙瘩瘩，犹如一串珍珠项链，医学上有个形象说法叫作"串珠样改变"，这是输精管遭到结核菌侵袭后的典型表现。此外，他的附睾尾部也增粗变硬，这也是结核菌作祟的结果。但反复询问，张先生确定自己没有患过结核，也没有出现过低热、盗汗等症状，可见附睾结核隐匿性还是很强的，也就是说非常善于"潜伏"。

提到结核大家马上就会想到肺结核，因为肺结核最为常见，其实结核还可发生在骨、肠和生殖器官等，其中生殖器结核与不育密切相关。生殖器结核多由血行感染和后尿道感染，其中多数情况下前列腺首先受到感染，然后蔓延到精索、输精管和附睾。男性生殖器结核与泌尿系结核关系最为密切，肾结核患者的 50%～75% 并发生殖器结核。生殖器结核一般在附睾发生病变时才出现临床症状，所以当发现时已经到了病情的晚期。由于附睾是精子成熟的场所，也是精子得以进入输精管的通路，当附睾遭受结核菌侵犯后，不但破坏了精子成熟的内环境，使精子活动率降低，精子活动力下降，死精子增多，还会因结核结节和干酪样坏死、溃疡的出现，造成附睾管腔堵塞或不完全堵塞。附睾结核日久，会波及输精管，摸上去呈现串珠样改变，管腔因此而堵塞，使精子通过困难，甚者无法通过，出现少精子症，或无精子症，或死精子症，从而导致不育。本案中的张先生就是如此。

关于得过结核是否会导致不育的问题，与发现结核的早晚、治疗效果的好坏有很大关系，同时与患者年龄、配偶的受孕能力等密切相关。患生殖器结核的患者，若能早发现、早治疗，可能对生育的影响不大。但临床上由于多数患者被医生发现时已经较晚，经过规范化治疗后，虽然结核得到控制，但恢复生育的可能性仍然非常小。所以对于一些原因不明的死弱精子症和少精子症不育患者，或者经常出现会阴部坠胀或出现血精的患者，要注意结核菌感染的检查，以便及早发现，及时治疗。

13 精液液化不良可引起男性不育吗?

案 司先生，28岁，2年前计划生个宝宝，可是2年过去了，妻子一直没有怀孕，赶紧去医院检查，结果一切正常。于是医生建议司先生在3～7天不过性生活的情况下，到医院生殖专科，或不孕不育专科做一个精液分析。司先生在1个月内检测了2次，结果都提示：精液不液化，其他精子质量参数，如精子浓度、精子活动率、精子活动力、精子形态以及每次射精的精子总数都没有问题。迟迟没有怀孕的原因在于精液液化不良（不液化）。那什么是精液液化不良呢？它为什么会引起男性不育？

为了便于大家理解，我们先了解一下精液离体后的相关变化。精液刚射出时是黏性的，排入女性阴道后，首先发生暂时的凝固，形成凝块，这时的精子无法自由运动，这样有利于精液在阴道里停留较长时间，能使精子得到充分休息和获能，也是人类自然防止精子流失的一种保护措施。促使精液发生凝固，起关键作用的是精囊腺所分泌的一种"凝固因子"。精液在室温下（或者在25～37℃）通常在15分钟内完全液化，这个过程医学上称为"精液液化"，一旦液化，精子就有足够的运动能力和能量来穿透宫颈黏液，并向生殖道深处继续挺进，最终到达输卵管壶腹部，如果遇到成熟的卵子就有可能结合成为受精卵而怀孕。这一液化过程的正常完成，主要依靠前列腺分泌的一种酶，我们称为"液化因子"。如果精液超过 60 分钟仍然没有液化或者液化不完全，临床上就诊断为精液不液化或者精液液化不良。精液不液化是引起男性不育的常见原因之一，据有关资料统计，约为男性不育症的 8%。精液不液化导致精子在精液凝块中的时间延长，不能有效地活动。如果把运动的精子比作一匹奔驰的"骏马"，精液不液化就如同给骏马系上的绳索，限制了精子的运动，使精子不能正常前向运动而受精，从而引起男性不育。根据液化程度的不同，精液液化不良可分为精液不完全液化和精液不液化，其中后者对正常怀孕的影响较大。

从以上精液离体后的变化过程可知，如果精囊腺出现炎症或者先天性精囊腺缺如，精液就有可能一直处于液化状态，没有凝固这一过程，反之如果出现前列腺炎等疾病，液化因子分泌不足，就会发生精液液化不良。由此可见，精液处于一种正常的液化状态，需要前列腺与精囊腺功能的正常发挥，所分泌的"液化因子"与"凝固因子"处于一种正常的动态平衡状态，否则就有可能发生精液液化不良，从而诱发不育。

另外，有患者还经常问医生，精液分析报告上写的是精液黏稠度正常，为什么还说是精液不液化。其实这是两个不同的概念，精液黏稠度的判断，通常是在精液液化后进行，一般用一支广口径（直径约 1.5 毫米）一次性的塑料吸液管轻轻地将精液吸入，然后使精液借助重力滴下，观察拉丝的长度。正常精液形成不连续的小滴从吸液管口滴下。如果精液的黏稠度异常，精液形成的小滴会形成超过 2 厘米的拉丝。精液的高黏稠度同样也干扰精子的活动力等，从而影响受孕。

 14 为什么非但精液不液化没有治好，反而又出现精子活动力下降呢？

案　刘先生，司机，32 岁，因精液液化不良不育治疗了 1 年多，不但精液液化没有好转，反而出现了精子活动率和活动力的明显下降，刘先生非常郁闷。2010 年 2 月经朋友推荐到我们医院就诊。体格检查：睾丸、附睾大小质地正常，精索静脉无明显曲张。精液分析提示：60分钟精液不液化，且伴有精子活动力和精子活动率低下。刘先生百思不得其解，怎么会越治越差呢？我们仔细查看了刘先生的诊疗记录，有的医生按慢性前列腺炎治疗，使用氟罗沙星等喹诺酮类抗生素达4个月之久；有的医生以中医的"阴虚火旺型"治疗，在补益肝肾、养阴填精的同时，大量使用苦寒类中药，如知母、黄柏、栀子等；有的是抗生素联合中药使用，治疗时间一般都在2个月以上。我们认为长期大量服用抗生素和苦寒类药物是出现精子活动力下降的主要原因。于是我们调整方案，在采取中西医结合治疗的同时，结合生活调理和妻子排卵期指导，4个月后妻子怀孕。

为了避免以上情况的发生，精液液化不良不育患者在治疗过程中，医生和患者应该注意以下几个方面的问题：

（1）作为医生要明确引起精液液化不良的原因：现代医学研究认为，精液中存在精囊腺分泌的凝固因子及前列腺分泌的液化因子，且在参与或影响精液液化的因子中，以蛋白酶系统最为重要。前列腺感染，或其他因素，可引起前列腺的分泌活动降低，蛋白溶解酶的分泌量或酶的活性下降，从而导致精液液化不良。或者精囊腺分泌的凝固因子异常，导致液化因子与凝固因子的平衡被打破，就会出现精液不液化。另外一些全身性及附属性腺外的因素，如体温变化、睾丸功能变化、内分泌情况以及外界因素如室温的高低、标本的移送等，均对精液的正常液化具有不良影响。

如果是因前列腺炎或精囊腺炎所引起，使用抗生素治疗一定要把握一个度，切不可长期大量应用；如果要采用中医中药治疗，一定要辨证选方用药。据临床资料统计，精液液化不良阴虚火旺、瘀阻精室等证型虽然常见，但因精寒所引起者也并不少，如果不分证型，见到液化不良就用凉性或寒性药物治疗，岂不是雪上加霜？非但治不好液化，还会导致精子活动力下降。即使针对阴虚火旺型液化不良，也要尽可能不用或少用苦寒类药物，如知母、黄柏、天花粉等，若用也要短疗程，中病就止。更何况许多精液液化不良的不育患者同时伴有精子质量的下降，所以在治疗时一定要综合分析，统筹兼顾，切不可顾此失彼。

（2）作为患者，一定要严格遵守医嘱，要加强锻炼：改变不良的生活方式，如戒烟酒，不要久坐，尽可能少看或不看电视和电脑，不要洗桑拿。要多吃水果尤其是苹果和绿叶蔬菜，因为它们之中含有丰富的维生素 C、维生素 E、锌和硒等，利于精液液化和精子质量提高。要有一个良好的心态，积极、乐观地配合医生治疗。

（3）每月要监测妻子卵泡发育情况，指导受孕：也可以在医生的指导下，使用一些促使精液液化的外用药。譬如卵泡发育成熟时，同房前，可用 a - 糜蛋白酶适量，1毫升生理盐水稀释后注入阴道，有助于精液液化，以缩短疗程，提高受孕率。

15 精液量过少能引起男性不育吗？

案　武先生，公务员，28岁，身体健壮，无烟酒嗜好；妻子是一位大学教师，漂亮贤惠，夫妻恩爱，和谐幸福。备孕了1年多，可是妻子一直没有怀孕。妻子经检查生殖功能没有问题。武先生在医生的建议下，按照有关要求连续做了3次精液分析，精液量都在1毫升左右，提示精液量较少，但精子质量的其他指标如精子浓度、精子前向运动率、精子总活动力、正常形态精子等正常，精液液化状态良好。武先生不解地问，精子活动力低下能引起不育这我能理解，那精液量少为什么也会导致不育呢？什么情况下才算精液量过少？

一般而言，正常情况下，与年龄相符的规律性生活，男性每次射出的精液量是 2～6 毫升，如果不足2毫升，或低于1.5毫升，就属于精液量过少。精液量过少引起不育的原因可以总结为以下三点。

（1）精液量过少不能形成精液池：在男性的精液通过性生活射入阴道后，

大部分都沉积在阴道的后穹窿部位，然后形成一个精液池，而正常的子宫颈都是由后上方向前下方突入阴道内，宫颈口就沉浸于精液池中。排卵期，宫颈黏液变得稀薄易于被精子穿透，精液池中的精子就有可能向上通过宫颈黏液而进入宫腔、输卵管去与卵子"约会"。如果精液量过少，精液就只能铺盖于阴道壁底层表面，不能形成精液池，因而宫颈口就悬垂于其上而不能与之接触，这种情况下，即使精子浓度很高、精子活动力很强，精子进入宫颈口内也较困难。这种情况下，配偶的受孕率就会明显下降。

（2）精液量过少，起不到较好的中和作用：精液呈现弱碱性，精液量过少，就不能较好地中和阴道中的酸性分泌物，影响精子活动力和精子活动率。

（3）精液量过少导致精浆过少：精液由精浆和精子两部分组成。精浆既是把精子输送到女性生殖道内的介质，或者说载体传送器，同时又能为精子的生存、运动和受精提供营养物质和能量。如果精液量过少，也就导致精浆过少，会影响精子的新陈代谢和活力，从而影响生育。

精液量过少在临床上并不少见，其常见病症主要有输精管道的不全梗阻、逆行射精、慢性精囊腺炎、慢性前列腺炎等，除此之外，患者的年龄、身体状况等都要考虑。在针对病因治疗的同时，一定要全面分析患者的各种情况，综合施治。我们的经验是用中西医结合的治疗方案效果较好，原则上疗程不能低于3个月。

 精液量过多会引起男性不育吗？

精液量过多，是指按照精液分析要求，如果一次排精量超过8毫升，且连续3次以上就称为精液量过多。精液量增多实际上是精浆的分泌或渗出增多。常见原因是精囊炎症或垂体促性腺激素分泌过高。精囊炎是青壮年男性较为常见的疾病，多由大肠杆菌、变形杆菌及假单胞菌等引起。

精液量多的不育患者，临床上时而可以见到，我曾见到一位30岁精液量多达15毫升而3年不育的患者，精液较清稀，其他精液指标都正常。做了有关检查，也没有明确原因，中西医治疗效果也不理想。最后让患者选择辅助生殖技术，最终妻子如愿以偿地怀孕。

精液量过多为什么也会引起男性不育呢？原因可能有以下三点：①精液量尽管增加但精子总数并没有变化，这样就会引起精子浓度降低，使受孕概率下降。②精液量过多，还会使性生活后过多精液带出大量精子从阴道流失，使受孕率下降。③过量分泌的精浆因炎症等病理因素的影响，也会干扰精子的运动和受精能力。

17 精子过多也会引起男性不育吗？

> **案1** 刘先生，33岁，以"婚后未避孕2年多，妻子没有怀孕"为主诉来就诊。曾于某三甲医院生殖中心诊治，多次精液分析提示：精子过多。生殖实验室精液分析：精液量2.5毫升，pH 7.6，精子总活动力13.96%，前向运动精子活动率8.9%，精子浓度为451.69×10^6/毫升，正常精子形态4%。诊断为弱精子症伴精子过多症。
>
> **案2** 孙先生，28岁，以"结婚2年未避孕，妻子没有受孕"为主诉而就诊。妻子生殖功能检查正常。平常性生活规律，无抽烟、饮酒等不良嗜好。2次精液分析提示：精液量3毫升左右，pH 7.6，精子浓度3.5亿～2.9亿，精子总活动力51.2%～48.9%，前向运动精子率41%～38%，正常形态精子5%。初步诊断为精子过多症。

精子过多症不育，发病率较低，临床少见。精子过多，超过一定界限，也会引起不育，多数伴有精子活力下降，如案1；即使精子活动力好，但因精子数太多，精子运动时相互之间碰撞的机会增多，从而影响精子运动速度，减少了与卵子接触的机会，难以获能而使卵子受精，就如同马路上的汽车，车辆太多就会造成交通阻塞，都跑不起来，如案2就是这样。一般来说，如果精子浓度超过2亿，甚至更多，就可诊断为精子过多症。但要注意与生理性浓度增高相区别。后者多见于禁欲时间较长，偶尔一次检查精子浓度升高。而前者是按照精液分析要求，至少2次以上化验精子浓度均在2亿以上。对其治疗，目前尚无较好办法。

 哪些性功能异常能引起男性不育?

> **案 1** 党先生，28 岁，结婚 2 年没有避孕，妻子没有怀孕，到医院就诊。妻子通过检查生殖功能正常。我们建议党先生检查精液。于是夫妻二人进入标本留取室，结果半天也没有取出精液。我们告诉他不要太紧张，过几天再来检查。这时他妻子告诉我们说结婚 2 年了从来没有见过丈夫射出精液。最后我们又详细询问党先生，原来他患有逆行射精症。这才是引起他们一直没有生育的原因。
>
> **案 2** 张先生，32 岁，计划要宝宝前夫妻二人到医院做了优生系列检查，包括男性精子质量检查，一切正常。可是 1 年过去了，妻子仍没有怀孕。于是妻子又做了排卵功能检查和输卵管是否通畅检查，结果没有发现问题。张先生在妻子的陪伴下又做了精液分析，结果正常。最后经过详细询问二人性生活情况后才得知，尽管张先生性功能没有问题，但由于张先生是一上市公司的总经理，工作压力很大，并且还经常出差，身体很疲惫，性欲很差，每月有 1 次夫妻生活就很不错了。试想，这样的性生活频率妻子怀孕的机会能多吗？

男子的性功能包括性欲、阴茎勃起、性交、射精和情欲高潮，是一系列条件反射和非条件反射构成的复杂生理活动。这一活动中的任何一个环节出现问题，就会发生性功能障碍。正常成年男子在受到有关性的刺激（包括视、触、嗅、听等感觉，生殖器官局部的刺激）后便会产生性欲，继之出现阴茎海绵体充血膨大，阴茎变硬勃起得以插入女方的阴道进行性生活。临床上因性功能障碍所引起的不育并不少见，他们常常以不育来就诊。案 1 中的党先生就是因为射精这个环节出现了问题所引起的不育，这种性功能障碍医学上称为"逆行射精"。

所谓逆行射精就是指有正常的阴茎勃起，性交时有射精感觉，可以达到性高潮，但精液不能从尿道口射出，而逆行射入了膀胱，性生活后尿液中含有精子，因精液没有射入阴道内，故引起不育。逆行射精的主要原因是膀胱颈括约肌收缩功能失灵，射精时尿道内口不能关闭，从而使精液流入膀胱。常见的病因有手术损伤，如某些手术损伤膀胱颈部的肌肉和弹性纤维，盆腔手术、脊髓损伤等也可造成膀胱颈功能丧失；先天畸形、糖尿病、脊柱裂、膀胱憩室等，还有一些阻断交感神经功能的药物也可造成逆行射精。如通过中西医治疗仍然不能改善者，可收集性生活后尿液中的精子做人工授精。

除逆行射精外，引起不育的性功能异常性疾病主要还有以下几种：

（1）不射精症：所谓不射精是指阴茎虽然能正常勃起和性交，但达不到性高潮，没有性快感，不能射出精液；或者说有性兴奋、有阴茎充分勃起、有充足的性交时间，但是无性高潮、无射精动作、无精液排出体外。其中功能性不射精占90%以上，发生的原因大多数是因为对性知识缺乏所造成的。也有对妻子过于尊重或惧怕所引起的。

曾有一个患者因结婚3年没有生育参加河南省男科疑难病会诊，精液分析正常，其他生殖功能检查也没有发现问题。专家发现他通过手淫能够射精，于是就问他性生活时有没有快感，他说不知道。专家又问他有没有舒服的感觉，他说没有，就是害怕。专家问他为什么害怕，他说他妻子脾气大，很要强，经常训斥他，平常就想离她远点，对她有些恐惧，性生活时阴茎插入阴道后只敢慢慢运动，恐怕妻子训他。由于对性器官的刺激强度不够便不会射精，没有精液射入阴道也就不可能怀孕。对于类似这样的患者我们要加强性教育，普及性知识，给予必要的性指导。

有些患者从有性生活开始，就没有出现过射精，这类情况我们称为"原发性不射精"；曾有过射精者，我们称为"继发性不射精"。治疗上，首先要详细询问患者病史和发病经过，尽可能查找病因，综合施治。对于因过度纵欲，使射精中枢疲劳衰竭而不能射精者，在采取中西医疗法（针刺疗法联合中药）积极治疗的同时，要节制性生活，加强锻炼和营养，多数患者也会获得理想效果。

（2）勃起功能障碍：也称阳痿，是指阴茎不能勃起，或勃起但勃而不坚，即痿而不举，举而不坚，坚而不久，以至不能插入阴道进行性交的一种疾病。重度阳痿，精液不能进入阴道，从而导致不育。在明确病因后，进行针对性治疗，或中西医结合治疗，多数患者可获较好效果。

（3）早泄：是指男子在与女性性器官接触前、接触时或接触后的很短时间内即发生射精的现象。一般认为阴茎在未插入之前或者插入阴道不足一分钟就射精者就可判断为早泄。其原因绝大多数是由精神因素造成的，如长期过度手淫、惧怕性交失败、未婚性交、生活工作压力大或性生活环境不适宜等造成精神紧张，引起中枢神经功能紊乱，对脊髓射精中枢抑制作用减弱，从而诱发早泄。凡是阴茎能插入阴道射精者，无论时间有多短，一般不会影响生育。只有阴茎未插入就射精者，由于精子无法进入子宫才会引起男性不育。

（4）性欲减退：因心理性或器质性病因导致的性刺激下，性兴奋和性交愿望减退的状态。案 2 中的张先生就属于此类。

 不育是否都是"肾虚"造成的？

> **案** 郑先生，28 岁，某医药公司营销部经理，以"婚后 1 年半未避孕妻子没有怀孕"为主诉到医院就诊。最后医生诊断为弱精子症并以中药汤剂治疗。郑先生严格遵守医嘱，把吸了近 10 年的烟和喝了近 8 年的酒统统戒掉了，并坚持每周 3 次游泳，定期到医院调整方药。坚持治疗 3 个月，结果连续复查了 3 次精液分析，精子活动率由治疗前的 39%，降到了 15%，前向运动精子率（a 级和 b 级）也由用药前的 28%，降到了 8%。郑先生非常失望，对治疗失去了信心。经朋友介绍到我们医院生殖中心就诊。我们认真查看了郑先生的诊疗病历，发现所用药物均是鹿茸、海狗肾、锁阳、淫羊藿等

补肾壮阳之品，而郑先生阴囊潮湿、口臭，舌红，苔黄厚腻，按中医辨证应是湿热蕴结证。所谓湿热就如同夏季气候又炎热又潮湿一样，精子活动力低下的原因不是肾阳亏虚精子运动缺乏能量，而是由于湿热之邪束缚和烧灼了精子使得精子活动率下降。如果仍然用补肾壮阳的药物，无疑是火上加油，精子质量肯定会下降。

这个案例就明确告诉我们，男性不育并非都是"肾虚"所引起的。按照现代医学的观点，我们已经知道导致男性不育的原因有先天生殖器官发育问题，有后天外伤、药物、感染、污染等因素的影响。现代医学和中医学是两个不同的医学体系，对男性不育有着各自的认识。

中医学认为男性生育功能的正常维持，有赖于脏腑（尤其是肾、心、肝、肺、脾五脏）、气血和经络等功能的正常以及它们之间相互关系的协调。肾藏精（即先天之精），主生殖；脾主运化，为气血生化之源，以滋养先天之精；肝藏血，主疏导宣泄，调畅人的气血和情志，精血互生；心主神志，主血脉，为正常生殖活动的统帅。在脏腑之中，与不育关系密切的为肝、脾、心和肾，其中肾尤为重要。肾精充盛，则生长发育良好，精力旺盛，生殖功能正常；若肾精亏虚，则生殖功能减退，可以导致不育。但脾、肝、心功能失调同样也可以出现不育，如脾虚气血乏源，则先天之精不能得到充养，也可出现精子质量下降；肝气郁结，可以出现勃起障碍或早泄等。引起男性不育的病因主要有湿热、毒邪（相当于现代医学所说的生殖系统感染）、瘀血（如精索静脉曲张、慢性前列腺炎和慢性附睾炎等）和痰浊等。在采取中医治疗时一定要认真辨证，要依据患者的不同表现来判断其证型，如郑先生就是湿热蕴结所引起的不育，也有可能是气血亏虚、瘀血阻络、肝气郁结等所引起的。那种不辨虚实，凡是不育就一概补肾壮阳的做法是错误的。

另外，大家也要明白，中医所讲的肾、肝等脏腑，与现代医学所说的脏腑，尽管字面一样，但不是一回事。中医的肾虚，未必肾脏就有损伤；现代医学检查发现的器质性病变，未必是中医的肾虚。所以，现代医学和中医学是两种不同的医学体系，要在其所在的医学体系中指导运用，不能混为一谈。

诊断男性不育的手段和方法

 为什么要对男性不育患者做体格检查，尤其是生殖系统检查？

案1 张先生，28岁，在2009年10月以"结婚后有正常性生活，没有避孕，妻子3年未孕"为主诉来就诊。曾于多家医院就诊，多次检查精液提示无精子症。吃了很多中西药物，花费2万多元，没有效果。我们让他再次复查精液，精液量仅为0.5毫升，而且像稀米汤一样，没有凝固状态，pH 6.5。体格检查发现患者第二性征发育正常，双侧睾丸容积约20毫升，双侧附睾正常，双侧精索静脉无明显曲张，但在阴囊内双侧均没有摸到输精管。初步判断该患者可能是先天性输精管缺如。后经直肠精囊腺彩超检查，没有发现精囊腺。最后确定这是一例先天性输精管缺如所引起的无精子症，睾丸这个加工厂制造的精子没有问题，只是运输的通道出现了障碍。解决生育的唯一办法，就是从附睾或睾丸中获取精子进行辅助生育。吃药没有任何作用，是治不好的，是白白浪费金钱。

案2 刘先生，25岁，在2008年6月以"继发性不育2年"为主诉到医院就诊。曾在某省级医院做精液分析提示无精子症。我们让患者再次复查精液，精液量3毫升，pH 7.2，30分钟完全液化。体格检查：双侧睾丸容积约20毫升，质韧，双侧输精管均可摸到，双侧精索静脉无明显曲张，但双侧附睾尾肿大，质地较硬。彩超提示双侧附睾慢性炎症表现。精浆生化检查，中性α-糖苷酶含量很低。最后诊断为输精管阻塞性无精子症。以活血通络、解毒散结中药治疗半年，精子浓度达到1 200/毫升，前向运动精子率大于32%。患者于2009年4月电话告知妻子怀孕。

　　案3　孙先生，31岁，以少弱精子症不育治疗2年，效果不好，于2009年6月到我们医院生殖中心就诊。精液分析提示：精子活动率43%，前向运动精子率（a级精子和b级精子）为23%，精子畸形率为97%。精子经伊红染色，死精子率为48%，精子浓度大于1 200万/毫升。患者无烟酒嗜好，平素比较注意锻炼。体格检查：左侧精索静脉Ⅲ度曲张，左侧睾丸容积约12毫升，右侧精索静脉无明显曲张，右侧睾丸容积约20毫升，双侧附睾未见异常。彩超提示：左侧睾丸偏小，左侧精索静脉有反流。诊断为：①少弱精子症。②畸形精子症。③左侧精索静脉曲张。由于患者有严重的左侧精索静脉曲张，且中西药物已经治疗2年，效果不理想，因此对治疗方案进行调整，首先采取手术治疗，之后配合益肾通络中药。患者严格按照医嘱，坚持治疗5个多月时妻子怀孕，于2010年顺产一名健康男婴。

　　从以上3个病例我们可以看到，体格检查对男性不育患者治疗方案的制订与预后的判断是多么的重要。我们通过详细询问这三位患者得知，治疗期间医生没有给他们做过体格检查。对于案1来说，如果医生进行了体格检查，就会及早发现是先天性输精管缺失，患者就没有必要花费2万多元进行治疗了。如果案3患者先进行了体格检查，就会及早发现其患有严重的精索静脉曲张，就会采用相应的中西医治疗方案，也许早就治愈了。如果没有体格检查怎么会清楚案2可能是双侧附睾尾部炎症所引起的阻塞性无精子症呢？也正因为体格检查在男性不育中的重要地位，我们经常给进修的医生和学生说，男科医生的手指就是"金手指"；检查与否是做医生的责任心问题，能否发现异常是医生的技术水平问题。那么如何做体格检查呢？

　　首先要对患者进行全身检查，了解患者是否有严重的慢性疾病，如果患者血压高、向心性肥胖、多毛等，要考虑皮质醇增多症、肾上腺是否有问题；如果患者皮肤白净，没有胡须或很少，没有喉结等，第二性征发育不全或不发育，就要考虑睾丸发育可能有问题等。

其次要对生殖器官进行认真检查。检查生殖器官发育是否正常，有无畸形，如阴茎是否短小，有无尿道下裂、上裂；睾丸是否正常，如睾丸的大小、质地等；有无隐睾或睾丸是否缺如；附睾是否有炎症或肿块；有无精索鞘膜积液、睾丸鞘膜积液；有无精索静脉曲张，双侧输精管发育是否正常等，从而为男性不育的病因诊断提供依据，为临床治疗和预后的判断提供重要参考。因此对于男性不育患者来说，体格检查必须要做。

 男性不育患者必须做精液分析吗？

若对男性生殖能力是否正常做一初步判断，最简便、最直接的检查就是精液分析。有些男士怀疑自己的生育能力不正常或计划怀孕前做优生检查等，到男科门诊或者生殖中心要求检查。当医生让他做精液化验时，感到很难为情，经常要求医生改用其他方法，实际上没有更好的办法，必须做精液分析。因为虽然通过体格检查，可以初步了解男性的生殖能力，但对那些睾丸、附睾、输精管和阴茎等发育正常的患者，也只有通过精液分析才能了解精子和精液状况。通过精液分析，可以初步判定精子的质量，如精子数量、精子活动力、精子浓度、精子形态以及精液的酸碱度等是否正常（正常情况下，精液 pH 为 7.2～8.0）、精液是否存在感染等；可以了解精液的状态，是处于不凝固状态，还是在室温下 1 小时仍没有完全液化等（正常情况下，精液射出最初呈现半固体凝胶状，几分钟后便开始液化，常在 15 分钟内完全液化，很少超过 1 小时，否则就是精液液化不良）。如果需要查找导致精子质量低下的原因，就要做精浆生化、精浆弹性蛋白酶、精液白细胞计数等检查；若要判定精子的受精能力是否正常，就要做精子功能测定、精子 DNA 检查等。所以说男性不育患者首先要做的实验室检查就是精液分析，别无选择，请患者朋友理解。

如何采集精液标本？

正如上面所说，既然精液分析是不育患者的必查项目，那么如何获得一份完整的精液标本，就显得非常重要，因为一份完好的精液标本，是检测结果是否准确可靠的前提和基础。那么如何采集精液标本呢？常用的方法主要有以下 3 种：

（1）手淫法：用手淫的方法取出精液，将其射到广口玻璃瓶中，也可以用电动按摩器代替手淫（目前这种办法最好，可以避免污染）。用电动按摩器一般射精较快，尤其适合于不习惯手淫取精者。手淫法是获得一份完整精液标本比较理想的一种方法。

（2）避孕套法：在性交过程中用避孕套收集精液，这种方法可以收集到全份精液，但缺点是避孕套从阴茎上拉下来时会发生精液外漏，而且避孕套上因涂有药物可以杀死精子，影响检查结果的准确性。目前临床多不主张用此方法。若的确需要，一定要对避孕套进行特殊处理。

（3）体外排精收集精液法：适用于不习惯手淫和电动按摩法者。就是性生活过程中，在有射精的预感时，把阴茎立即抽出，收集精液。这种方法容易漏掉前面一部分精液，对精液分析结果造成影响。

 采集精液标本时有哪些注意事项？

精液分析的标本多由患者本人用手淫法自行采取，若采集不当就会对检查结果造成影响。所以患者在收集精液时必须注意以下几点：①采集精液标本前必须禁欲（包括遗精），一般为 3～5 天，最多不要超过 7 天。在采集前最好用肥皂水清洗双手和外阴，尤其是包皮过长患者。②最好在医院标本留取室手淫采集，原则上不主张采用性交中断法和使用安全套法取精。有条件的医院要尽可能把标本留取室布置得温馨些，床、沙发、电视和 DVD 等都要配备，这对患者获得足够性刺激，达到充分勃起并完全射精，获得一份满意的精液标本非常重要。③采集的标本必须是全段精液，并盛放于实验室提供的容器内，最好是广口玻璃瓶或者其他对精子没有毒害作用的容器，不能有精液遗漏。④应告知实验室工作人员具体采集精液的时间，有无遗漏等相关情况。⑤如不在医院采集，精液标本必须在 1 小时内（保持适宜的温度下）送到实验室。⑥精液标本采集后，在转送实验室过程中，其温度应该保持在 25 ～ 35℃，若在冬季应放于内衣口袋内。如低于 20℃ 或高于 40℃，则影响精子活动力、活动率及精液液化，其分析结果对临床指导价值不大。⑦如果一次精液分析结果异常，应让患者至少间隔 2 周后，在自我感觉身体、心理状况都比较好的时候进行复查，一般要检查 2 ～ 3 次才能确诊。

 如何看精液分析报告单？

（1）精液体积：精液量正常为 2 ～ 6 毫升，低于 2 毫升为精液量过少，超过 6 毫升为精液量过多。第四版（也可参考第五版）《人类精液及精子 - 宫颈粘液相互作用实验室检验手册》标准，应在 1.5 ～ 6 毫升（参考值下限 1.4 ～ 1.7 毫升）。

（2）精液颜色：正常为灰白色。如果为黄色，其原因可能是禁欲时间过长，或者生殖系统有炎症；黄疸患者、服用维生素或某些药物者，精液也可出现黄色；如果为红褐色则为血精（精液中有红细胞）。

（3）液化时间：室温下，一般不能超过 1 小时，精液应完全液化。如果超过 1 小时精液没有液化或没有完全液化，医学上称为精液不液化或液化不良。如果精液始终处于不凝固状态，多提示精囊腺缺如，或精囊腺发育不良、功能下降。

（4）黏稠度：常用的检查方法是用一玻璃棒插入标本，提起玻璃棒，观察拉丝长度。如果拉丝长度超过 2 厘米，就可以判定为黏稠度升高。

（5）pH：正常参考值为 7.2 ～ 8.0。如果 pH 小于 7，并伴有精液量少，或无精子或少精子等情况，可能存在射精管阻塞，或者精囊腺、输精管缺如等。

（6）精子活动率：正常应大于 60％（指精液离体 1 小时后测定），或快速前向运动精子在 25% 以上，或前向运动精子率在 50% 以上。第五版《人类精液及精子 - 宫颈粘液相互作用实验室检验手册》中，前向运动精子应大于32%，或精子总活力大于40%。如果低于以上数值医学上称为弱精子症。

（7）精子活动力分级：就是指对精子前向运动的能力进行分级。在第四版《人类精液及精子－宫颈粘液相互作用实验室检验手册》的精子活动力分类中，正常快速前向运动精子（即a级）应不少于所有活动精子的25%；慢速前向运动精子（即b级）应不少于50%。低于25%或50%医学上也称为弱精子症。通过电脑分析系统，还能计算出精子的运动速度，对精子自然受孕能力的判定，更有临床指导价值。但第五版标准Ⅰ没有分类，只是笼统讲前向运动精子。

（8）死精子率：要求必须通过伊红染色区分死精子和活而不动精子。第五版标准要求存活率在58%以上。

（9）精子畸形率：按照第五版《人类精液及精子－宫颈粘液相互作用实验室检验手册》规定，正常形态精子率应不小于4%。低于此数值可诊断为畸形精子症。由于检测技术的发展，这个标准更符合临床。

（10）精子浓度：精液中含精子不低于2 000万／毫升，即20×10^6／毫升。第五版《人类精液及精子－宫颈粘液相互作用实验室检验手册》是15×10^6／毫升（参考值下限$12 \times 10^6 \sim 16 \times 10^6$／毫升），低于该数值医学上称为少精子症。如果精液中无精子，医学上称为"无精子症"。

（11）每次排精子总数：正常不低于4 000万／毫升，即40×10^6／毫升。低于该数值也称为少精子症。第五版《人类精液及精子－宫颈粘液相互作用实验室检验手册》低于39×10^6／毫升（参考值下限$33 \times 10^6 \sim 46 \times 10^6$／毫升）。

（12）每次排精的有效精子数：是指正常形态精子且前向运动精子的总数，正常不低于300万／毫升。第五版《人类精液及精子－宫颈粘液相互作用实验室检验手册》应为2.88×10^6／毫升。

（13）精液中白细胞计数：采用正甲苯蓝过氧化物酶染色法测定精液中白细胞计数，正常精液中白细胞数小于100万／毫升。如高于该数值可诊断为精液白细胞精子症。

需要特别指出的是，由于精液液化时间、精子浓度、精子总数、精子活动率、精子活动力等受周围环境温度、精液标本留取是否满意、精液离体时间、检验人员的技术水平等因素的影响较明显，所以患者一定要到具有生殖实验室或开展生殖医学检验项目比较好的医院或科室就诊；患者一定要严格按照采集精液标本的要求收集精液。第一次就诊的患者，决不可仅凭一次精液分析异常就急于下结论，最好按照要求在身体、心理状况较好的情况下，检查1～2次，以免误诊，造成不必要的思想压力和精神负担。

 精子存活率和精子活动力是不是一回事？

> **案** 王先生，28岁，结婚3年，妻子备孕2年仍没有怀孕。妻子通过检查，医生告诉她生殖功能正常，没有问题，建议让他老公检查一下精液。王先生连续做了2次精液分析，精子存活率均在85%以上，于是认为自己没有问题，但医生告诉他问题就出在他身上，是因精子活动力低下引起的，是弱精子症。因为虽然精子存活率正常，但其活动能力很差，前向运动精子率或者说直线运动精子（a级和b级精子）为0，多是原地游动或弯曲前行，有的仅仅是活精子，没有活动能力，这样的精子质量很难自然受孕。经过不到5个月的中西医结合治疗，妻子怀孕，最后顺产一名健康女婴。

像这样的事情临床上经常发生，患者拿到精液分析报告单，一看精子存活率在60%以上，就认为正常，其实不然，精子存活率和精子活动力是两个不同的概念。后者是指精子的活动能力，一般将活动精子分为前向运动和非前向运动精子，其中前向运动精子的活动能力与怀孕有着密切关系，最有临床意义。而精子存活率是指活精子的百分率，具有活动能力的精子肯定是活精子，但存活精子不一定就有活动能力。或者说精子存活率高的不一定活动能力就强，或者说活动力就高。就如同案中的王先生的精子存活率在85%以上，但前向运动精子为0，精子活动力很差，当然就不可能自然受孕，或者说自然受孕的概率很低。

不动的精子就是死精子吗？

当然不是。不动的精子有两种可能，一种就是死精子，另一种是假死精子，也就是活精子，但没有活动能力。搞清楚不活动精子是活精子还是死精子具有非常重要的临床意义，我们应把二者区分开来。那么如何把死精子与活而不动的精子区分开呢？实验室一般采用伊红染色的方法。为什么精子活而不动呢？精子分为头、体、尾三部分，精子运动主要依靠精子尾部鞭毛的摆动。为便于理解，打个比方，把运动的精子比作航行的船的话，我们知道船的前行靠的是船桨驱使，那么精子的运动依靠的就是精子尾部鞭毛的摆动。如果活而不能运动的精子占有很大比例，譬如在 50% 以上，提示精子的尾部鞭毛可能有结构缺陷。这对治疗和预后的判断具有一定的指导价值。

 不做睾丸活检能判定无精子症或少精子症的病因吗？

在临床上我们对一些重度少精子症（精子浓度低于 500 万 / 毫升）或无精子症不育，一般要通过相关检查，来查找引起这种情况的原因。其原因主要有两类，一类是输精管道可能出现了问题，另一类是睾丸生精功能障碍。近些年来由于检测技术的快速发展，不做睾丸活检，完全可以判定睾丸的生精功能是否正常。

睾丸活检就是对睾丸活组织病理检查的简称。通过该检查，能直接估计睾丸的生精功能和生精障碍的程度，迄今为止仍是判定睾丸生精功能的"金标准"，但毕竟这是一种创伤性检查，还容易使人体产生抗精子抗体，所以近年来逐渐被一些无创的检测技术所代替。如果非做不可的话，一般主张采用微创技术，或通过显微外科技术，使睾丸的损伤降到最低限度。另外，随着现代辅助生殖技术的发展和在临床的广泛应用，睾丸活检的主要目的已由原来的判定睾丸的生精功能，转变为从睾丸中获取成熟的精子，用于单精子卵细胞质内注射（ICSI），治疗"假性无精子症"或阻塞性无精子症男性不育。

 做哪些无创检查可以判定无精子症或重度少精子症的病因？

（1）睾丸、附睾及输精管检查：通过体格检查来判定输精管是否缺如，双侧附睾有无炎症；有无精索静脉曲张；测睾丸容积大小；了解睾丸质地如何等。我国成年男性睾丸容积一般不低于 12 毫升，质韧。否则生精功能就会下降，甚至完全丧失。可以联合彩色超声对睾丸、附睾、精索等进行检查。

（2）精浆生化分析：通过对精液量、pH 和精浆中性 α - 葡糖苷酶、果糖、酸性磷酸酶等指标的测定，综合分析能够初步判定输精管道如附睾、输精管和射精管是否阻塞及何处阻塞，以及附睾、前列腺及精囊腺有无炎症等。

（3）性激素测定：由于血中促卵泡激素作用于精子的"加工厂"——睾丸的具体生产车间——生精小管，所以通过测定促卵泡激素就可对睾丸的生精功能作出初步判断。若促卵泡激素明显升高，就表明睾丸生精功能障碍。其他激素水平如睾酮、雌性激素、黄体生成素、催乳素（PRL）等可根据情况测定。也可以采用抑制素 B 定量检查，临床指导价值更大。

（4）性染色体检查：性染色体异常患者，生精功能均丧失，如克氏综合征，典型染色体核型为 47，XXY。XX 男性综合征，染色体核型为 46，XX，但内外生殖器均为男性。青春期男性第二性征发育稍差。

（5）Y 染色体微缺失基因检查：对于重度少精子症（精子浓度低于 500/ 毫升）和非梗阻性无精子症患者，建议进行该项检查。Y 染色体缺失发生的区域主要分为 3 个：AZFa、AZFb、AZFc，以 AZFc 的缺失最多，约占 60%。研究表明，AZFa、AZFb、AZFc 三个区域全部缺失的患者，100% 表现为无精子症。不可能通过任何手段从睾丸中获得精子（包括睾丸穿刺）。

AZFa 区域整段缺失通常导致唯支持细胞综合征（SCO 综合征），临床表现为无精子症。如果为整段 AZFa 区域缺失，从睾丸中也很难获得精子进行试管。

AZFb 和 AZFb+c 整段缺失的典型睾丸组织学特征是 SCO 综合征或生精阻滞。与 AZFa 区域整段缺失的情况类似，无法从睾丸中取得精子。但临床上有时也见到 AZFb 缺失的重度少精子症。

若 AZFc 缺失，患者可能还有一定生精功能，可见于无精子症，或重度少精子症，也有自然受孕的可能，也可以进行 ICSI 受孕。但这些患者的男性子代将是 AZFc 缺失的携带者。另外，有研究表明，AZFc 区域缺失的少精子症患者，其精子数目有进行下降的趋势，最后出现无精子症，因此，对于这类患者治疗时一定要告诉患者可能出现的结局，让患者心理上有所准备。

10 查找引起精子质量低下的原因需要做哪些检查？

大家已经知道，判定男性生殖功能是否正常，或者说对男性生育能力做初步判定，首选的必查项目就是精液分析。因为只有借助现代医学新技术，才能确定精子质量如何，也只有通过进一步检查，才有可能查出病因。那些所谓的摸摸脉、看看舌就判定少精子症，或死弱精子症等，甚至还能讲出现代医学认识上的病因的不孕不育"专家"，是忽悠人的，请不育患者谨防上当受骗。如果进一步查找引起精子质量低下的原因，一般需要做如下检查（当然，在做以下化验时，必须先进行生殖系统体格检查）。

（1）精液分析：通过该检查对男性的生育力作出初步评判。主要包括精液量、颜色、pH、精液状态（液化）、精子浓度、精子存活率、精子活动率、精子活动力、正常形态精子率、一次射精的精子总数和有效精子数等。

（2）精液支原体、衣原体和淋球菌检查：常用的方法比较多，如培养法、免疫法及分子诊断（DNA 或 RNA）法。分子诊断法最准确，如果有条件的话，还是选择该方法。标本要用精液，用尿道分泌物或血液，价值不大。

支原体可以黏附于精子表面，导致精子活动力下降和畸形精子率升高等，致使男性生育力降低，有的即使能够受精也容易发生早期流产，或引起胚胎发育异常等，是导致不育和影响优生的常见原因。

有些患者没有任何不适，但有时会查出淋球菌阳性。这类患者在没有治愈之前，是不能受孕的。

（3）精液中白细胞测定：目前实验室采用的方法多为过氧化物酶法。正常精液中的白细胞数不能超过 100 万 / 毫升，超过就是白细胞精子症。许多学者认为，精液中白细胞升高，可以导致精子质量的下降。

（4）精子功能检查：精液分析是对男性生育力是否正常的初筛。精子功能检查能够对精子的受精能力是否正常作出较为准确的评价，尤其对精液分析正常且妻子生殖功能（排卵正常、输卵管通畅等）正常而长时间不育的患者，精子功能必须检查。主要检查项目有精子尾部低渗膨胀试验、精子顶体酶活性和精子宫颈黏液穿透试验等。

（5）免疫学检查：如果精子显示凝集，例如：活动精子以头－头，尾－尾，或混合的形式相互黏附，就有可能存在抗精子抗体，如果没有出现精子凝集，也不能排除抗精子抗体存在的可能。尤其对精液分析正常且配偶生殖功能正常的不育患者，建议做该检查。目前世界卫生组织推荐的方法是混合抗球蛋白反应试验（MAR，与颗粒结合的活动精子在50%以上时，才有临床价值）和直接免疫珠试验（IBT，与免疫珠结合的活动精子在50%以上），所用标本为精液，二者选做一个即可。医院进行抽血化验的，属于间接判断，价值不大。

（6）精子DNA碎片率检查：传统的精液检查，能够从精子浓度、精子活动力及正常精子形态率等方面反映精子质量，但是在评价精子功能方面的价值有限，不能直接反映精子受精能力和对胚胎发育的影响。研究表明，不育症患者的精子DNA碎片率明显高于正常人。即使精液参数的其他指标正常，也不代表精子DNA碎片率正常。因此对病因不明的男性不育患者，要做该项检查。此外，配偶发生胎停育及计划做试管婴儿的患者，也需要做该检查。

（7）精浆弹性硬蛋白酶检查：该项检查可以初步判断生殖道是否存在感染（包括隐性感染）。因为生殖道感染可以引起精子质量下降，如死精症、弱精子症等。

（8）前列腺液检查：通常用按摩法采集前列腺液，是判定前列腺是否有炎症的常规化验项目。因为前列腺分泌异常是引起精液液化障碍的主要原因。

（9）内分泌检查：主要测定血中的性激素水平（详见有关内容），根据患者病情可做人绒毛膜促性腺激素测定、促性腺激素释放激素兴奋试验和枸橼酸氯米芬刺激试验等，以了解下丘脑－垂体－睾丸轴的功能。如有必要可测定肾上腺皮质激素和甲状腺功能检查等。

（10）精浆生化分析：通过该检查可以对前列腺、附睾及精囊腺的功能做初步判断，对输精管道是否梗阻做初步了解。详见相关问题。

（11）影像学检查：通过对睾丸、附睾、精索及精囊腺的彩超检查，能够更准确地了解睾丸大小、附睾状况，对是否存在精索静脉曲张、有无血液反流等作出客观评价。通过经直肠彩超检查能对前列腺和精囊腺的情况作出更加准确的判断，这对查找精子质量低下的原因具有非常重要的临床指导价值。

 对精液化验认识的误区有哪些?

精液分析是我们判定男性生殖能力是否正常，以及男性不育患者的必查项目，但在临床上我们发现不少人对精液分析的认识存在着误区，例如：有的人昨晚刚过夫妻生活，或遗精，或几个月没有性生活，或刚刚感冒高热痊愈，或某疾病手术后不足 3 个月等，就来医院做精液分析，这样的检验结果参考价值不大。我们把常见的认识误区，总结为以下几种：

（1）精液分析任何时候到医院都可以检查：我们知道一个精子由"加工厂"——睾丸生成，再转输到具有给精子加油功能的附睾中使之成熟，这个过程大约需要 3 个月。成熟的精子也储存在附睾，也有一个衰老的过程。为了保证精液分析的准确，一般要求 3 ~ 7 天不排精。如果不排精时间过长，老精子、死精子可能会增多；时间过短，精子数目有可能会受到较大影响。当然这样的检查结果就没有太大的临床参考意义。

另外，在不排精的 3 ~ 7 天前也不能有过频性生活或者过度手淫的情况，否则也会造成检测结果的不准确。

我们曾诊治过一位弱精子症患者，治疗期间复查精子浓度和每次排精总数都正常，精子活动力也是逐渐提高。但有一次在禁欲 5 天后复查精液精子浓度仅为 200 万 / 毫升，患者非常失望，我们也很吃惊。详细询问得知，在检查的 5 天前的 10 天内，几乎每天都有夫妻生活。让患者限制夫妻生活次数，1 个月后再复查，结果精子浓度正常。

（2）只要取出部分精液就可以检查：一定要保证精液的完整性，因为在射精时，前段射出的精液和后段射出的精液中所含的精子数是有很大差别的。射精一定要完全，一定要尽可能达到充分的性兴奋。

（3）精液检查结果正常，就证明自己没有问题：我们在临床上经常遇到有些男士拿到精液分析报告后一看各项指标都在正常范围，就认为自己没有问题，不孕的原因在于妻子。其实并非如此，精液分析只是判断男性生育能力的最基本检查，是对精液和精子质量的一个初步评判，精液分析正常并不表明生育能力就正常。根据患者情况，需要进一步做精子功能检查、精子的免疫学检测、精子 DNA 碎片率检查及精子穿透宫颈黏液试验等，以全面了解男性的生育能力。

（4）一次精液检查异常，就认为自己的生殖能力不正常，就是不育症：精液质量的状况，包括精液状态（液化）、精子活动力、精子浓度等，受诸多因素的影响，如精液标本的留取是否规范、禁欲时间的长短、环境温度是否适宜、近期身体状况是否良好、心理状况是否最佳、检查前是否服用影响精子质量的药物、是否做过手术、最近是否有高热病史等。因此如果一次精液检查有问题，并不代表生殖能力就一定低下。最好的办法是过一段时间，如半个月、1 个月，或更长时间（高热 38.5 度以上、手术后等这些患者，最好在 3 个月后再检查）之后，在身心状况最佳时，严格按照标本留取的有关要求再复查一次精液分析。如果 2 次或 3 次以上检查都不正常的话，才可诊断为精液或精子质量低下。

12 为什么要做精子 DNA 碎片率检查？哪些患者需要做该项检查？

案 1 刘先生，32 岁，备孕 2 年有余，妻子仍没有怀孕，夫妻二人非常着急。经朋友介绍，来我们医院就诊。妻子经过相关检查，生殖功能正常。男方精液分析提示精液状态（液化）、精子浓度、精子活动力、精子形态等有关指标均正常，混合抗球蛋白反应试验（MAR）也正常。这时我们建议他做精子 DNA 碎片率（或精子 DNA 完整性）检测，结果发现精子 DNA 的碎片率达 52%（正常 ≤ 15%），这可能是引起不育的主要原因。经过我们近半年的调理和指导，妻子怀孕并顺产一名男婴。

案 2 张先生，35 岁，结婚 5 年，妻子自然流产 3 次，均是在怀孕 50 天左右时出现胎停育。夫妻双方做了染色体检查、免疫因素检查（封闭抗体及自身免疫抗体）及内分泌等检查，都没有发现异常。经朋友推荐来到我们医院的胎停育门诊，我们查看了夫妻双方以往的检查结果，建议男方做精子DNA碎片率检查，结果发现精子DNA的碎片率达70%，我们推测这可能是引起反复胎停育的主要原因。经过我们对夫妻双方近5个月的中西医结合调理，第四次妊娠成功，顺产一名男婴。

我们知道，精液基本检查包括精子浓度、精子活动力、精子形态等，可对精子质量作出初步判定，但对精子功能的评价其价值有限，不能直接反映精子与卵子的结合能力，以及对胚胎发育的影响。

精子DNA是父辈将遗传信息传递给下一代的载体，胚胎一半遗传信息来自父亲。如果精子DNA损伤或者破坏严重，就有可能导致受孕困难；如果胚胎质量不佳，就易发生早期流产（发生在孕12周前的流产）。我们通过对精子DNA碎片率的检查，就可以对精子DNA损伤程度作出基本判断，精子DNA碎片率越高，表明精子DNA的完整性越差，破坏程度越高。研究表明精子DNA的完整性与精子活动力、精子形态及精子功能有显著相关性，并且能影响受精卵的分裂及胚胎的发育。当精子DNA碎片率升高时，精子活动力、畸形率等指标出现异常的可能性也会显著增加，同时也大大增加了患者配偶早期自然流产的概率。目前，大家比较认可的精子DNA碎片率的检测方法，是"基于流式细胞术的精子染色质的结构分析（SCSA）"，一般认为其正常参考值不大于15%，在此范围之内表明精子DNA完整性好；如在15%～30%，表明精子DNA完整性一般；如果不小于30%，表明精子DNA完整性差。

那么，哪些患者需要做该项检查呢？一般认为该检查主要适用于以下几种情况：①原因不明的不育患者，案1就是这种情况。②配偶有反复早期自然流产史者，案2就是这种情况。③准备做试管婴儿的男性。

研究表明，精子DNA碎片率的高低与试管婴儿的成功率也有密切关系。因为试管婴儿，缺失了自然受孕过程中优胜劣汰的自然选择环节，精子DNA碎片率的升高，导致受精能力下降，不易受孕；即使采用第二代辅助生殖技术——单精子卵胞质内注射受孕成功，但因其胚胎质量较差，发生早期流产

的概率也会增加。所以对以上三种情况，我们建议要积极检查，如有异常要
科学治疗，提高怀孕成功率。

 什么是精浆生化检查？为什么要做这项检查？

案 1 董先生，28 岁，公务员。因患弱精子症不育，经多方治
疗近 3 年，效果不佳，于 2015 年 12 月到我们医院就诊。患者无抽
烟、喝酒等不良嗜好，既往身体健康，没有患过对生殖功能有影响
的疾病。通过体格检查，患者双侧睾丸、附睾、精索均未见明显异
常。精液分析提示：精子活动率 12%，前向运动精子率（a 级精子和
b 级精子）为 6%，精子畸形率为 95%。精子经伊红染色，死精子
率为 80%，其他精液分析各项指标正常；性激素（睾酮、促卵泡素、
黄体生成素、催乳素、雌激素等）检查正常。诊断为：弱精子症不
育。建议患者做精浆生化检查，结果分析提示：附睾功能下降，可
能存在附睾炎症。通过中西医结合治疗 5 个多月，精子活动率提高
到 31%，前向运动精子率提高到 18%。治疗期间妻子怀孕。

案 2 尚先生，25 岁，2019 年 1 月以"婚后 3 年没有避孕，妻
子没有怀孕"为主诉就诊。曾去多家医院检查，精液分析提示：无
精子症。染色体检查：46，XY。Y 染色体微缺失基因检查：AZFa、
AZFb、AZFc 未见缺失。内分泌检查未见异常。生殖系统体检：双
侧睾丸容积约 16 毫升，质韧，无明显精索静脉曲张；双侧输精管
可触及，但左侧较细。在某三甲医院经直肠彩超精囊腺检查，提示
精囊腺未见明显异常。精浆生化检查结果为：精液量 1 毫升；精液
不完全液化；pH 7.0，果糖 0.16（0.57 ～ 3.95）；中性 a － 葡糖苷酶
35.38（35.1 ～ 87.7），酸性磷酸酶 189.65（48.8 ～ 208），锌 3.57。这
个检查结果说明精液量少，经询问患者婚前有遗精，婚后性生活每次排
精量也较少，pH 较低，果糖非常低下等。再结合体格检查所查输精

管情况，我们还是认为可能是输精管梗阻所致，尽管直肠彩超精囊腺未见明显异常，但我们依然怀疑精囊腺发育有问题。最后精囊腺CT证实：双侧精囊腺较小，考虑为精囊腺发育不良。建议患者放弃药物治疗，睾丸或附睾穿刺进行试管授精助孕。同年10月，妻子已怀孕2月余。在这一病因诊断中，精浆生化检查发挥了重要作用。

患者不禁要问，什么是精浆生化检查？有什么临床意义？下面我们就作一个简要介绍。所谓的精浆生化检查，就是通过对精浆（精液放在35～37℃水浴箱，液化后离心取上层精浆做生化测定）中某些物质含量的测定，来判断男性附属性腺功能是否正常，以查找引起精子质量下降原因的一种检测方法。因为我们知道精浆主要由精囊腺分泌的精囊腺液（占精液的70%左右）、前列腺分泌的前列腺液（占20%左右）、附睾分泌的附睾液和尿道球腺分泌液（10%左右）等所组成，其中含有很多对精子生存、活动有益的物质。如精囊腺分泌的果糖是精子体外活动的重要能量来源；前列腺所分泌的锌、酸性磷酸酶等，对精子的生存、运动和受精等环节至关重要；附睾所分泌的左旋肉毒碱和中性 α-葡糖苷酶检测等对精子在附睾中成熟起着关键作用。因此我们通过专用试剂和仪器设备对这些物质的含量进行测定，可以初步了解附属性腺的功能，从而为精子质量低下，如死精症、弱精子症、少精子症、无精子症等原因的判定提供一定依据。一般来说，一个完整的精浆生化分析，其检测指标主要有：

（1）pH：正常精浆或者说精液的 pH 大于 7.2。这是男性各种附属性腺分泌物的一种混合物的 pH，其高低主要由精囊腺液和前列腺液的多少所决定，精囊腺液的 pH 较高，呈碱性；前列腺液的 pH 一般为 6.5 左右，呈酸性。如果 pH 低于 7.0，提示我们患者可能存在射精管阻塞、双侧输精管缺如、精囊腺先天发育不良或附睾发育不良等，也可能因较大精囊腺囊肿或前列腺囊肿压迫所致。这时就要结合其他检查结果综合分析。

（2）精浆锌：精浆中含有非常高的锌，锌的高低与精子活动力、精子浓度成正比例关系，精浆中的锌主要由前列腺所分泌，如果精浆中的锌较低，就表明前列腺分泌功能低下或前列腺发育不良等。

（3）酸性磷酸酶：此酶主要由前列腺分泌，与精子活动力密切相关。当有前列腺炎时，或者前列腺分泌功能下降时，精浆中酸性磷酸酶含量下降；但良性前列腺增生症患者，或早期前列腺癌患者酸性磷酸酶含量增高。

（4）果糖：主要由精囊腺分泌，为精子能量代谢的主要来源，与精子活动力相关。若精浆中的果糖降低，表明精囊腺分泌功能下降。另外雄激素不足者及老年人果糖含量降低，患糖尿病时果糖含量升高。若果糖极低，考虑射精管阻塞、先天性输精管缺如、精囊腺发育不良等。这时要综合其他检查综合分析，作出准确的判断。

（5）中性 α-葡糖苷酶：有的实验室测定中性 α-葡糖苷酶，但精浆中的这种酶既有来自前列腺的酸性 α-葡糖苷酶同工酶，也有来自附睾的中性 α-葡糖苷酶同工酶，因此若测定中性 α-葡糖苷酶的含量，则更能反映附睾的功能。如果精浆内的中性 α-葡糖苷酶降低，就表明附睾功能低下，就会表现为精子活动率和活动力低下。

（6）精浆中白细胞含量：正常精浆中的白细胞含量一般不超过 100 万／毫升，超过该数值就可以诊断为白细胞精子症。可能存在着附属性腺感染，或者免疫功能异常。

除以上常用指标外，有的实验室还要做精浆柠檬酸定量检测。柠檬酸主要由前列腺分泌，对前列腺酸性磷酸酶有激活作用，对精液液化具有影响，当前列腺有炎症时柠檬酸分泌会明显减少。

那么，哪些不育患者需要做该项检查呢？一般来说，对于原因不明的弱精子症、死精子症、畸形精子症、无精子症及少精子症所引起的不育，建议做该项检查，尤其对长期治疗效果不好者，更有必要。

14 精液分析各项指标都正常，为什么妻子不怀孕？

案 苏先生，32岁，2008年5月以"结婚3年，没有避孕2年余，妻子没有怀孕"为主诉来我们医院就诊。妻子26岁，有关生殖功能检查正常。苏先生是一个体育教练，体格看起来很健壮，无不良嗜好。曾在几家医院进行精液分析都提示正常。再次复查精液，精子浓度、精子总数、精子活动率、精子活动力、精子形态和有效精子数等各项指标均正常。体格检查、生殖系统检查也没有发现明显异常。于是苏先生在我们的建议下做了男性不育的混合抗球蛋白反应试验检查和精子功能测定。结果混合抗球蛋白反应试验阴性，但通过对精子头部顶体内一种酶（这种酶医学上叫作"顶体酶"，可以间接反映精子的受精功能）的测定，发现顶体酶含量较低。这就会导致虽然精液分析结果正常，但精子与守护卵子的门卫——"透明带"，二者并不"亲热"，它们不能很好结合或者能结合但不能很好地发生顶体反应，精子没有办法通过卵子的门卫——"透明带"而与卵子成为一家人——"受精卵"，所以就不能怀孕。根据这种情况，我们对苏先生采取中医调理，并进行受孕指导，结果调理不到半年妻子怀孕。

精液分析可以对男性生殖能力是否正常作出初步判断，主要包括精子的量、pH、精子的活动力、死精子率、活精子率、精子活动率、精子浓度、一次射精的精子总数、精子的正常形态率和有效精子数等，是男性不育患者的首查和必查项目，但它不能直接表明精子的受精能力是否正常。如本病案苏先生，虽然精液分析的各项指标都很好，但其受精能力较差，致使妻子很长时间没有怀孕。所以我们在临床上遇到这种情况，往往建议患者做精子功能检测。这时常有患者反问我这精子质量不是挺好吗，还查什么查？我们只好耐心解释，通过打比方的方式让患者理解：精子就如同一个看起来身体非常强壮的小伙子，但如让他跑上百米，他可能 50 米就难以跑下来，如果进一步检查，也许有心脏病，或其他疾病，看起来正常，实际上并非真的正常。精子活动力等指标也如同这个例子一样，看起来好，但若进一步检查，也许发现它不一定是"健康"精子。

精子功能的检测方法常用的有：精子膜功能测定、性交后实验、精子线粒体膜电位检测、毛细管穿透试验、精子顶体酶活性分析及精子低渗膨胀试验（HOST）等，其中最后两个项目用得较多。精子的头部——顶体含有顶体酶，其活性好，就可打败卵子的门卫——"透明带"，进入卵细胞而受精成功，反之就不易受精。精子低渗膨胀试验可作为体外精子膜功能及完整性是否较好的评估，从而预测精子潜在的受精能力。

临床上我们也时常遇到一些患者精子活动力并不高，但妻子却能正常怀孕的情况。我们曾遇到一位患者因妻子反复流产 3 次来参加全省男科疑难病会诊，引起流产的可能原因如风疹病毒、巨细胞病毒、疱疹病毒、弓形虫、支原体、衣原体、封闭抗体和染色体等相关检查都做了，均没有发现异常，多次精液分析均提示精子活动力（前向运动精子）在 20% 左右，然而只要不采取避孕措施，妻子几乎每次都能怀孕。由此我们可以看出精子功能在评价男性生殖力中的重要性。

15 不育患者需要做染色体核型分析检查吗？

案 1　张先生，26 岁，2016 年 8 月以"2 年没有避孕妻子未怀孕"为主诉就诊。男方做了相关检查如精液分析、精子功能检查、精子 DNA 碎片率检查、混合抗球蛋白反应试验检查等，均正常；而女方排卵检查、输卵管造影等检查，也没有发现异常。这时我们建议夫妻双方做染色体核型分析。结果男方：46，XY，t（12；13）（p13；q21）；女方：46，XX。男方为 12 号、13 号染色体发生平衡易位。询问女方时有月经推迟的情况发生，我们分析可能是生化妊娠，染色体平衡易位也许是"不育"的原因，因为在不知不觉中"流掉了"。

案2　刘先生，30岁，2017年10月以"不育伴勃起功能差近2年"为主诉就诊。曾在某医院以"补肾"中药治疗近3个月，勃起功能有所改善，能过正常性生活，但每次排出的精液量较少。因手淫不能取出精液，无法进行精液分析检查。体格检查时发现患者乳房稍增大；外阴（阴茎）发育正常（男性），双侧睾丸容积约1毫升，质地可，无明显精索静脉曲张，输精管可触及。但染色体核型为：46，XX。最终诊断为性递变综合征。

正常男性染色体核型为：46，XY，如果发生数目或结构的变化，可以引起不育、配偶流产等疾病的发生。所有男性不育患者是否都要做染色体核型分析检查呢？肯定不是。一般来说，如果仅表现为弱精子症、死精子症或畸形精子症，染色体检查不宜作为必查项目；对配偶生殖功能正常，男方精子质量正常、精子DNA碎片率正常、混合抗球蛋白反应试验检查、精子功能检查等都正常的患者，或配偶有流产史或胎停育史者，建议夫妻双方检查染色体。因为染色体数目、结构的变化（案1的染色体易位），还有倒位、缺失等，均可以引起配偶流产。但对无精子症、重度少精子症（浓度低于500万/毫升）不育患者，计划辅助生殖技术助孕者，或者睾丸较小如隐睾、睾丸发育不良、严重尿道下裂等患者，一定要建议患者做染色体检查，以明确病因，采取相应的治疗措施等。

16　哪些不育患者需要做Y染色体微缺失基因检查？

案　孙先生，35岁，以"结婚5年余，不育2年"为主诉就诊。患者是某大型企业的高管，身高1.78米，胖瘦适中，无抽烟、喝酒等不良嗜好，经常锻炼，身体匀称，体质很好，对自己的生殖能力非常自信。近一年来一直让妻子做各项生殖功能检查，均没有发现异常，在妻子的反复劝说下才来医院检查。生殖系统检查：双侧睾丸容积约25毫升，质韧，双侧输精管正常可触及；双侧附睾、双侧精索静脉均未见明显异常。精液分析结果：精液量为5毫升，15分钟精液完全液化，pH为7.5，无精子。患者对此感到惊讶，且非常不高兴，说这是不可能的，是我们查错了。我们只好让患者严格按照精液分析的要求，间隔1月左右，再查一次，结果还是无精子，精液量4毫升，20分钟精液完全液化，pH为7.2。患者还是不相信这个结果，并悄悄地告诉我们，他结婚前谈过女朋友，怀孕过，妻子在5年前刚刚结婚时也怀孕了，但由于工作原因，只好吃药流掉。这几年身体很好，没有得过什么病，包括生殖系统疾病等，怎么会没有精子呢？出现这样的结果不可理解，不能接受。我们耐心地告诉患者，引起无精子症的原因很多，需要进一步检查，如输精管道是否通畅的精浆生化检查、生精功能是否正常的性激素六项和抑制素B定量的检查、遗传因素的染色体检查和Y染色体微缺失基因检查等。最后检查结果是：除Y染色体AZFc区域缺失外，其他检查结果如精浆生化分析、性激素6项与染色体核型均正常，出现无精子症的幕后元凶终于找到了。

我们知道，从一个生精细胞发育成一个有受精能力的成熟精子，是一个复杂的过程，每一个环节都受基因的调控。研究表明，无精子因子的微缺失是发生无精子症和重度少精子症不育的常见基因异常之一，目前已明确的无精子因子微缺失主要分布在 Y 染色体长臂近、中、远三个重叠区域，因此叫作 Y 染色体微缺失基因，主要分布于 AZFa、AZFb、AZFc 三个区域。目前引起 Y 染色体微缺失的原因尚不清楚，可能与遗传或环境因素等有关。

一般认为，若不育患者的 AZFa、AZFb、AZFc 三个区域全部缺失，100%表现为无精子症。若生育只能采取供精做人工授精，不可能从睾丸中获得精子。如果 AZFa 区域整段缺失，通常表现为唯支持细胞综合征（SCO 综合征），为无精子症患者。这类患者从睾丸中获取精子进行单精子卵细胞质内注射也很困难，生育也只能考虑供精做人工授精。如果是 AZFb 和 AZFb+c 整段缺失的不育患者，临床表现也是无精子症，睾丸组织学特征唯支持细胞综合征或生精阻滞，也难以在睾丸中找到精子。

如果是 AZFc 缺失的不育患者，一般还存在精子生成能力，临床可以表现为重度少精子症（浓度低于 500 万 / 毫升）、无精子症，或开始有精子，之后随着年龄的增长，精子浓度进行性下降，最后发展为无精子症。我们分析本案例估计就是这种情况，以前虽然精子浓度低下，但因年轻，精子活动力较好，所以对方可以怀孕，现在发展成了无精子，自然受孕是不可能了。但通过睾丸穿刺，大多数可以获得正常精子，可以进行单精子卵细胞质内注射受孕，因此该案例最佳助孕方式就是穿刺取精进行试管婴儿，还是很有可能有自己的孩子的。但这些患者的男性子代将是 AZFc 缺失的携带者，这一点必须告诉患者。

另外，有研究表明，AZFc 区域缺失的少精子症患者，其精子数目有进行下降的趋势，最后出现无精子症，因此，对于这类患者治疗时一定要告诉患者可能出现的结局，让患者心理上有所准备。这样做，还可规避医患纠纷，精子数目的逐渐下降，与治疗没有必然联系。譬如以上这个病例就是典型案例。

由此可见对于无精子症（非梗阻性）、少精子症尤其是重度少精子症（浓度低于 500 万 / 毫升）不育患者，检查 Y 染色体微缺失，不仅有助于查找病因，而且对预后判定，或治疗方案的选择都很有指导价值。如对已经明确 AZFc 缺失的少精子症不育患者，我们也可以及早对其精子进行冷冻保存，以备需要。

那么，除此之外，还有哪些情况下患者需要筛查 Y 染色体微缺失呢？综合相关研究，以下患者需要检查：①无精子症不育患者睾丸穿刺前，或者说非梗阻性无精子症患者；②准备选择单精子卵细胞质内注射，或体外受精（IVF）的男性不育患者；③准备手术的精索静脉曲张性不育患者；④隐睾，或睾丸发育不良的不育患者；⑤配偶原因不明复发性流产的男性患者。

 哪些不育患者需要做性激素化验？

我们所说的性激素化验，主要是指促卵泡激素（FSH）、黄体生成素（LH，也称间质细胞刺激素）、睾酮（T）、雌二醇（E_2）、催乳素（PRL）和孕酮（P）

这六项检查。FSH 由垂体分泌，其作用的主要部位在睾丸的生精小管，对精子的生成发挥着重要作用；LH 主要的作用部位在睾丸的间质细胞，合成雄激素，FSH 和 LH 对精子的生成均有调节作用。T 主要由睾丸的间质细胞分泌，睾酮以三种形式存在，即游离蛋白、白蛋白结合睾酮与性激素结合球蛋白，前两者在体内发挥着主要作用，后者几乎没有作用；E_2 由睾丸分泌，也可由雄激素转化而来；PRL 由垂体分泌；维持妊娠所需的主要雌激素，含有 21 个碳原子的类固醇，大部分由黄体分泌。这些激素的作用不是孤立的，而是相互促进和制约，以维持男性下丘脑—垂体—睾丸性腺轴功能的稳定，促进男性生长发育和保持生育功能的正常。因此，通过性激素的测定，可以对男性性腺轴功能是否正常作出初步判断，对引起相关性不育的预后和治疗具有一定的指导价值。但不是所有不育患者都要做性激素检查。例如下面两个案例。

案 1　张先生，26 岁，2017 年 3 月以"不育 1 年半"为主诉就诊。精液分析：精液量 4 毫升，pH 7.3，1 小时精液不液化，精子前向运动率 56%（a 级：32%，b 级：24%，），精子浓度 23×10^6/ 毫升，正常形态精子率 8%，白细胞为 0.5×10^6/ 毫升；抗精子膜抗体混合凝集试验为阴性。配偶 25 岁，生殖功能检查，如排卵正常、输卵管通畅等。初步诊断：精液液化性不育。通过 2 个多月的中西医综合治疗，配偶怀孕。

案 2　王先生，28 岁，2013 年 11 月以"结婚 1 年没有避孕，妻子未怀孕"为主诉来诊。精液分析：精液量 0.6 毫升，pH 为 7.2，20 分钟精液完全液化，精液离心检查提示无精子。体格检查：身高 1.73 米，胖瘦适中。生殖系统检查：外阴发育正常，双侧睾丸容积约 1 毫升，质地尚可，输精管可触及，无明显精索静脉曲张。染色体核型分析：46，XY。Y 染色体微缺失基因 AZFa、AZFb、AZFc 三个区域，未见明显异常；性激素六项检查：PRL 11.79 微克 / 升（3.46 ～ 19.40 微克 / 升）；E_2 73.4 皮摩尔 / 升 [20.00 皮克 / 毫升（11 ～ 44.00 皮克 / 毫升）]；T 1.91 皮摩尔 / 升 [0.55 纳克 / 毫升（1.66 ～ 8.77 纳克 / 毫升）]；LH 0.59 单位 / 升（0.57 ～ 12.07 单位 / 升）；FSH 1.04 单位 / 升（0.95 ～ 11.95 单位/升）；P 3.50纳摩尔/升［1.1纳克/毫升（1.20～15.90纳克/毫升）］。由此可见LH、FSH、T均偏低。患者夫妻生活正常，但香臭不分，嗅觉完全缺失。诊断为：卡尔曼综合征。这是一种促性腺激素功能低下型性腺功能减退症伴嗅觉丧失。治疗以尿促性素75单位与绒促性素2 000单位肌内注射，每周2次，同时服用补肾生精方"海马补肾壮阳丸"，治疗到13个多月时查精液分析，精子数量1毫升，pH为7.2，a级精子3.6%，b级精子11.2%，精子浓度0.15×10⁶毫升，正常形态精子2%。仍以原方案继续治疗，治疗近2年怀孕并顺产一名男婴。2019年1月准备要二胎，又来诊，但这次精液分析又无精子。

哪些不育患者，需要进行性激素测定呢？一般而言，精液液化不良不育患者，如案1；免疫性不育患者；白细胞精子症不育患者等，一般不需要做该项检查。而无精子症尤其是非梗阻性无精子症不育患者、少精子症尤其重度少精子症不育患者，精液量过少不育患者，治疗效果不好的弱精子症不育、死精症症不育、勃起功能障碍性（ED）不育患者及不射精症不育等患者，建议做该项检查，以明确病因，针对治疗，提高配偶妊娠率。

18 如何看性激素检验报告单？有什么临床意义？

目前，检测性激素的方法较多，如放射免疫法、化学发光法、电发光法等，其正常值因检测方法不同而有差异。我们从以下几个方面，给大家简单介绍一下。

♡如果FSH、LH、T、E₂基础值均正常，基本可以排除外生殖内分泌系统疾病，但不能完全排除生精小管、附属性腺病变、输精管道和遗传因素等。要结合精液分析结果，譬如无精子症、少精子症和死精子症等，需要进一步检查。如果伴有无精子或精浆果糖低可提示梗阻性无精子症或先天性输精管缺如。

♡如FSH、LH、T均低，一般为下丘脑、垂体功能下降，继发睾丸功能减低。常见有特发性低促性腺激素功能低下型性功能减退症，卡尔曼综合征（典型特征为睾丸发育不全、无精子症与嗅觉异常等）和后天性垂体、下丘脑器质性病变或损伤。

☺FSH、LH升高，T和T/LH比值降低，这种高促性腺激素功能低下型性腺功能减退症提示原发性睾丸功能衰竭，如生精小管发育不全（克氏综合征），严重精索静脉曲张，放射线或药物损伤等引起的无精子症。这类患者治疗效果比较差。

☺PRL明显升高，FSH、LH低或正常低限，并伴有性功能减退、少精子症、阳痿等，为高催乳素血症，要排除垂体瘤或垂体微腺瘤的可能。

☺青春期前儿童LH和FSH同时升高提示真性性早熟，如FSH和LH不高，T稍高或正常，但T代谢产物和尿17-酮类固醇升高，糖、盐皮质激素合成障碍，提示假性性早熟。

☺LH、FSH、T、E_2正常或升高，性分化异常，外生殖器呈女性，男性乳房增生，尿5β/5α类固醇比值正常，提示睾丸女性化，这是一种睾酮受体缺乏或结构异常的疾病。

19 什么是混合抗球蛋白反应试验检查和男性免疫性不育？哪些不育患者需要做该检查？

> **案** 谢先生，30岁，2009年1月因不育2年到我们医院生殖中心就诊。妻子28岁，生殖功能正常。谢先生曾查3次精液分析都提示正常。我们通过对患者体格检查也没有发现问题。再次复查精液分析，精子活动率、精子活动力等各项指标均未见异常。于是谢先生在我们的建议下进行了免疫学检查和精子－宫颈黏液穿透试验，结果发现混合抗球蛋白反应试验为阳性，精子－宫颈黏液穿透试验显示精子穿透力减弱。最后诊断为免疫性不育。经过3个多月的中西医结合治疗，妻子怀孕。

有时当我们把免疫性不育的诊断结果告诉患者时，他们经常要问，什么男性免疫性不育？为了让大家更好地理解这一概念，我们首先要明白什么是免疫反应。所谓免疫反应是机体对进入体内的异物的一种防御性反应。如果异物是抗原物质（如蛋白、多肽等），机体就会按着抗原的特性，产生相应的抗体来中和这种抗原，以达到清除体内异物的目的。这就是抗原抗体反应，即免疫反应。如果人体内某种免疫反应影响到了男性的生育能力，就称为男性免疫性不育。

男性的这种免疫反应是自身免疫反应，其抗原来自自身的精子和精浆。因为精子和精浆中含有许多蛋白质，这些蛋白质就成了抗原。正常情况下，由于睾丸中有一种叫"血睾屏障"的结构，可将精子保护在男性生殖道中，防止血液中的免疫细胞与精子接触，所以不会发生免疫反应。但是当有损伤、炎症和输精管道阻塞等状况时，"血睾屏障"受到破坏，致使精子溢出生殖道之外，进入到血液中，成为一种异物起到了抗原作用，刺激机体的免疫系统产生一种对抗自身精子的抗体来与之中和。可以说，男性免疫性不育是抗精子抗体与精子自相残杀的结果。附有抗精子抗体的精子在通过女方子宫颈时，会发生震颤现象，影响精子运行，降低精子穿透子宫颈黏液的能力。抗精子抗体还可阻碍精子穿透卵子外面的透明带，导致精子和卵子不能结合或不易结合，从而引起不育。据不完全统计，在原因不明的不育夫妇中，有 10％左右的患者是免疫因素造成的。尤其是随着人们生活方式的改变和生殖道感染的增加，免疫性不育的发生率有逐渐升高之势。

男性免疫性不育的诊断要依靠实验室检查，主要方法有两种：一是采用新鲜精液标本或用洗涤过的精子进行精子表面抗体的试验，也就是直接试验；另一种是检测没有精子的体液（如精浆和血清等）中抗精子抗体的试验，即间接试验，这种检测方法现在基本不用。目前，世界卫生组织推荐采用直接试验，其方法主要有混合抗球蛋白反应试验和直接免疫珠试验（IB），混合抗球蛋白反应试验与颗粒结合的活动精子必须在 50％ 以上，或直接免疫珠试验，与免疫珠结合的活动精子也必须在 50％ 以上才有临床价值。

一般来说，对于妻子生殖功能正常、原因不明的男性不育患者，如果具有以下几种情况，如生殖系统感染、损伤，输精管道阻塞，精液免疫学检查异常，同时精子－宫颈黏液穿透试验提示精子穿透力下降者，就可以诊断为男性免疫性不育。

不育患者需要做精液支原体、衣原体和淋球菌检查吗？

男性不育患者，除了做常规的精液分析化验外，我们有时也建议他们查精液支原体、衣原体和淋球菌，如果有感染，可能对孕育或胚胎的发育会造成不良影响。

支原体是一种有别于细菌和真菌的另一类微生物，支原体属有80余种，与生殖、泌尿生殖道感染有关的支原体类型有三种，即解脲支原体（UU）、人型支原体（MH）和生殖支原体（MG），临床上多检测解脲支原体。支原体是一种条件致病菌，在泌尿生殖道可以存在，但没有症状，如果不考虑生育可以不治疗；如果有尿道灼热、尿频、尿道痒等症，应积极治疗；对于有生育要求者，不管有无症状都要及时治疗，同时要让配偶也做支原体检查，因为支原体有一定的传染性。

衣原体为革兰阴性病原体，是一种专性细胞内微生物，主要通过性接触传播，进入生殖道后，可以导致附睾炎、前列腺炎等从而影响生育；淋球菌也主要通过性接触传播，如果急性期治疗不当，转为慢性淋球菌感染对生育的影响就会明显，甚至可以引起阻塞性无精子症。我们在门诊也发现有的患者平素没有任何症状而查出淋球菌感染的。因此，对男性不育患者，或计划孕育者，上述检查还是非常必要的。

21 **男性有必要做优生四项检查吗？**

优生四项检查简称 TORCH，是一组病原微生物的英文名称编写："T"代表弓形虫，"O"代表其他病原微生物，"R"代表风疹病毒，"C"代表巨细胞病毒，"H"代表单纯疱疹病毒，是女性孕前优生检查和孕后初期必须要检查的项目。那么男性备孕有必要做该项检查吗？生育是夫妻双方的事情，精子与卵子结合成为受精卵，发育成胚胎、胎儿。如果男方被某因素感染，如巨细胞病毒或单纯疱疹病毒等，同样会对胚胎或胎儿造成影响，可能会发生胎停育等不良结局。因此，男方同样需要检查。下面对优生四项检查进行介绍：

（1）弓形虫感染：这是一种人畜共患疾病，尤其是家养狗、猫等宠物者。如果夫妻双方任何一方感染该微生物，其胚胎就有可能出现问题。研究表明，妊娠期初次感染者，弓形虫可通过胎盘感染，可引起宫内胎儿生长迟缓和一系列中枢神经系统损害（如无脑儿、脑积水、小头畸形、智力障碍等）、眼损害（如无眼、单眼、小眼等）以及内脏的先天损害（如食管闭锁）等。

（2）风疹病毒感染：怀孕初期感染风疹病毒，可以经胎盘垂直传播感染胎儿，导致孕妇流产、死胎、早产，对存活的胎儿，可导致先天性风疹综合征，表现为先天性白内障、先天性心脏病、神经性耳聋或智力障碍等。

（3）巨细胞病毒感染：孕早期巨细胞病毒可通过胎盘感染胎儿，引起早产、胎儿发育迟缓、胎儿畸形等。

（4）单纯疱疹病毒感染：孕早期感染单纯疱疹病毒可诱发流产、早产、死胎、胎儿畸形等。

为了生一个健康、聪明的宝宝，要怀得上、保得住、生得好，就要做好孕前父母优生检查，做好孕期尤其孕早期的有关检查。

22 男性需要做同型半胱氨酸化验吗？如果升高，如何治疗？

所谓同型半胱氨酸是体内甲硫氨酸循环的正常代谢产物，是许多需甲基化反应和能量代谢的重要中间产物。近些年同型半胱氨酸对于生育方面的影响越来越受到重视，越来越多的研究表明高同型半胱氨酸对精子质量、对胚胎发育等有影响。高同型半胱氨酸血症可以损伤血管内皮功能，可能会引起睾丸中的血管过早发生动脉硬化，影响睾丸血供，导致生精功能障碍；同型半胱氨酸增高会引起免疫炎症因子增多，这些炎症因子可引起精子质量参数下降，从而导致男性生育力下降。同型半胱氨酸会使机体可利用的一氧化氮降低，从而影响到阴茎勃起、血睾屏障功能、精子活动力、精子获能、顶体反应和受精，从而影响生育。同型半胱氨酸水平升高还可以损害胚胎的质量并引起出生缺陷。因此，男性检查同型半胱氨酸是十分必要的。如果同型半胱氨酸升高，可以在医生的指导下，服用叶酸、维生素 B_6、维生素 B_{12} 等，同时要注意不良生活方式的改变，如戒烟酒，加强锻炼，多食用绿色蔬菜、豆类、乳制品及坚果等。

23 为什么男性也做叶酸和叶酸代谢基因检测？男性备孕也用叶酸吗？

一直以来许多人都认为女性备孕时才需要检查叶酸水平，一些患有胎停育或不良孕产史者的女性，有时还查叶酸代谢基因检测——亚甲基四氢叶酸还原酶（MTHFR），从而确定是否补充叶酸、补多少等，而对男性来说，就没有必要做这个检查，或补充叶酸。其实，这种认识是错误的。叶酸即维生素 B_9，是水溶性 B 族维生素，是机体细胞生长繁殖必需的物质，是人体必需的营养素。准备怀孕的女性对叶酸需求量大，缺乏叶酸会导致宝宝出生缺陷，尤其是神经管畸形患儿的危险性增加。而对男性来说，叶酸在代谢过程中通过对精子 DNA 甲基化的干预，从而影响精子质量。当叶酸不足时，会导致男性精子的浓度及精子活动能力下降，使受孕机会减少。叶酸还参与体内遗传物质脱氧核糖核酸和核糖核酸的合成，而精子 DNA 碎片率与胎停育有密切关系，所以叶酸的缺乏对配偶妊娠结局也有影响。

如果血浆叶酸水平正常，但叶酸代谢途径中的一种酶——亚甲基四氢叶酸还原酶（MTHFR）缺乏，同样可以引起叶酸代谢障碍，从而导致精子质量下降。对于孕早期的女性，就有可能出现流产等不良结局。

研究表明，亚甲基四氢叶酸还原酶第 677 位产生的基因多态性 CT、TT 基因型会导致 MTHFR 酶活性下降，导致叶酸代谢异常。如果是孕早期孕妇，胎儿就会出现唇、腭裂等缺陷；叶酸代谢异常还可引起高同型半胱氨酸血症，从而诱导内皮细胞激活促凝因子，使机体处于高凝状态，导致血栓形成，发生胎停育。而叶酸代谢基因多态性能降低精子浓度和精子活动率，进而影响男性生殖能力。由此可见，对不育患者、配偶反复胎停育者，或孕育前的优生检查等，检测叶酸和相关代谢基因是非常有必要的。如果有异常，男性同样需要服用叶酸，或根据基因检测结果调整叶酸服用量。

24 男性朋友如何初步判定自己的生育力是否正常?

（1）注意自己的第二性征发育是否正常：如果进入青春期或已经成年要留意自己的第二性征情况，如是否有喉结，阴毛是否茂密，阴茎是否短小，摸摸阴囊内是否有睾丸。如有异常请及早到医院检查。

（2）皮肤是否过于细腻和白净："白、富、帅"这样的小伙，是不少年轻女性追捧的对象。但对于皮肤过于细腻而白净，几乎不长胡须，如果说话还是"娘娘腔"，建议还是做一些相关检查。

（3）注意阴囊和睾丸的情况：注意阴囊一侧或双侧是否下垂，或者有坠胀疼痛的感觉，或者一侧睾丸较另一侧明显肿大甚至疼痛等。以便及早发现是否患有精索静脉曲张，或睾丸鞘膜积液，或睾丸附睾炎甚至睾丸肿瘤。

（4）是否曾经得过流行性腮腺炎：不管是青春期前或后只要得过流行性腮腺炎并伴有一侧睾丸肿痛者，尤其是成年后的腮腺炎伴发睾丸炎者，在治愈至少半年后一定要到医院做精液分析检查，以了解腮腺炎性睾丸炎对生殖功能的影响。

（5）夫妻生活是否和谐"性福"：是否有不射精（无性生活快感，无射精动作）、逆行射精（有射精动作和性快感）以及阴茎不能正常勃起插入阴道，或者阴茎勃起正常但尚未插入阴道就射精等情况发生。

（6）精液是否出现异常：在没有过度自慰或者纵欲的情况下，是否经常出现精液稀少，并伴有四肢怕冷、腰膝酸软等症状。或精液色黄黏稠、阴囊潮湿和盗汗等临床表现。如有上述情况建议到医院做精液分析检查，以了解精浆和精子质量状况。

（7）嗅觉是否正常：如果香臭不分，进入青春期或成年人后睾丸小、阴茎小者，要尽快检查。如诊断是卡尔曼（Kallman）综合征，及早治疗有可能还会有自己的孩子。

（8）精液量是否过少：青春期后或成年人没有出现过遗精，或很少遗精或即使遗精量也很少，或偶尔的一次手淫精液量也很少；或结婚后每次性生活精液量都很少者，应尽早到医院做精液分析和体格检查，以明确睾丸、输精管和精囊腺发育是否异常，是否存在射精管阻塞等。

（9）是否有特殊工作环境或不良嗜好：如果是厨师、电焊工、油漆工、IT 职业者以及从事放射工作人员等，或有烟酒嗜好者，应做精液分析了解生育能力。

（10）是否经常服用对生殖能力有损伤的药物：如果患有糖尿病、甲状腺功能异常、溃疡性结肠炎、风湿、类风湿等疾病，经常服用柳氮磺胺嘧啶、雷公藤多甙及强的松等药物者，一定要注意检查精液质量。

如何选择正确的治疗方法

 得了男性不育症是看中医好还是看西医好?

案1　张先生，26岁，以"结婚2年未避孕，妻子没有怀孕"为主诉而求诊于某知名老中医，没做任何检查，吃了半年中药，妻子仍然没有怀孕。张先生经朋友推荐到我们医院就诊。精液分析提示无精子症。体格检查阴囊内没有发现睾丸，但双侧腹股沟处摸到类似睾丸样组织，最后又经过彩超检查证实是睾丸。该患者是因为双侧隐睾所引起的无精子症不育。由于隐睾时间太长，睾丸已经完全丧失了生精功能，需要马上切除睾丸以防癌变。生育问题只能通过其他方式来解决。

案2　侯先生，35岁，以"结婚2年没有避孕，妻子未怀孕"为主诉就诊。曾做多次检查，提示死精子症，其他精液参数如精子浓度、精液量、正常精子形态率等都正常。精子伊红染色均是死精子。精浆生化检查除中性 α-葡糖苷酶含量略低外，其他指标正常；但精液白细胞为 16×10^6/毫升（正常不超过100万/毫升），精浆弹性蛋白酶为6 678纳摩尔/升（我们医院生殖实验室标准为大于922.2纳摩尔/升，就表明生殖道有感染）。体格检查双侧附睾稍大，压痛明显，其余正常。诊断为：死精子症不育。其原因可能是生殖道炎症、双侧附睾炎等所致。我们以抗生素治疗（首选头孢类，半个月后改为罗红霉素）的同时配合维生素E和腺苷三磷酸等，治疗1个月后，复查精子质量和精浆生化，结果显示：精浆弹性蛋白酶和精液中白细胞数都恢复正常，但精子质量没有任何好转，仍全是死精子。我建议患者采用中西医结合治疗。该患者平时饮酒，阴囊潮湿。舌红，苔黄厚，舌下脉络增粗，色紫暗，脉沉。辨证为湿热瘀阻型死精子症不育。治疗以清热化湿、活血化瘀为大法，同时配合少量补肾中药，并加用提高精子能量的左卡尼汀口服溶液。3个月后复查，精子活动率为36%，前向运动精子率达20%。根据患者的病情变化调剂方药继续治疗，如果夫妻双方没有传染病、没有影响优生的不良因素存在，嘱患者治疗期间，不要避孕。患者在治疗过程中妻子怀孕。

从以上案例我们可以清楚地看到中医、西医在诊治男性不育方面各有优势和不足。尽管中医和西医是两个不同的医学体系，在诊疗方法、诊疗路径和诊疗思维等方面有着本质区别，但不能简单地说，男性不育看中医好，或者说看西医好。时代在变迁，社会在发展，技术在进步，我们不仅要传承老祖先给我们留下的宝贵财富，更需要在新的历史时期借助现代医学新技术和新成果，使之得到更好、更大的创新和发展，为人类的生殖事业和健康作出更大的贡献。所以我们一直倡导男性不育的诊疗要中西医结合，这样才能更好地发挥各自的特色和技术专长。

严格意义上讲，男性不育是各种原因共同影响所引起的一种结果，并非是一个单独的疾病。如果能查出病因，对其治疗方案的制订和预后都具有重要的指导意义。对不育患者而言，医生首先要询问患者，其次就是必须给患者进行体格尤其是生殖系统的检查，了解生殖器官的发育情况，如阴茎大小，睾丸大小、质地及附睾、输精管等情况。必须让患者做精液分析，其重要性前面已经说过。根据精子质量情况，在医生的建议下做有关病因学检查，如精浆分析、精子形态学分析、精浆弹性蛋白酶检查、精子功能检查、精子－宫颈黏液穿透试验、精液支原体及衣原体检查、血清性激素测定、精子DNA碎片率检查、精浆免疫学检查（如混合抗球蛋白反应）、染色体检查、Y染色体微缺失基因检查、精索及睾丸附睾的彩超检查、经直肠精囊腺和前列腺彩超检查、输精管道造影等。如能明确病因，针对性治疗一般能够获得较好效果。因此，对不育患者来说，必要的检查一定要做，不要总认为检查花费高，检查半天也未必能找出原因，不如吃药治疗，这样也比较实惠，其实是错误的。在这个病因学检查问题上要宁信其有，不信其无，如果出现万一怎么办，如案1，如果当时医生做个体格检查和精液分析，患者就没有必要再吃药治疗了。

谈到这里，大家可能要问，案2病因不是很明确吗？为什么治疗了那么长时间效果还不好呢？我们首先要说明，采用抗炎治疗，或者说抗感染治疗没有错误，效果不好的原因可能还有别的影响因素，只是在现有医疗条件下还不能查出。像这样的案例的确不少，如前面我们提到的精索静脉曲张性重度少精子症不育患者，看起来病因很清楚，结果术后竟然没有精子了。临床上还有一些死精子症、少精子症、弱精子症、免疫性不育症和无精子症就是找不到具体原因，这种情况医学上称为特发性男性不育（特发性弱精子症、特发性死精子症、特发性无精子症等）。只要病因明确，现代医学就采取针对性治疗，如抗炎、抗感染、手术或者补充性激素等。而中医药治疗男性不育的优势主要体现在针对不同患者，采用辨证论治的方法，实施个体化治疗，能够通过多种渠道（中药的内服、外用、针刺和艾灸等）、多种作用机制（如通过益肾可调整内分泌；通过活血可改善附睾、睾丸等器官的微循环；通过清热解毒可以起到抗菌、抑菌和消炎等作用；通过益气健脾可以增强免疫能力、改善免疫状况等），对有可能影响生育的各种不良因素进行综合调理。因此往往能取得较好效果。

由此可见，得了不育症，中西医结合的诊疗方法最好，可以扬长避短，优势互补，提高疗效，缩短疗程，提高配偶受孕率。

 为什么不育症患者的疗程较长？

不育症患者的治疗时间较长，一般为3个月（12周）。这是根据精子从产生到成熟这一过程所需要的时间而确定的。我们知道精子是由睾丸的生精小管产生的，要经过三个阶段：第一阶段是从较小的幼稚精原细胞，经过几次分裂，形成体积较大的初级精母细胞；第二阶段是初级精母细胞分裂形成两个次级精母细胞，次级精母细胞再经过一次成熟分裂，形成两个精子细胞；第三阶段是精子细胞再经过一系列的变化而发育成精子。然而此时的精子还比较娇嫩，并没有运动和受精能力，还得在附睾（男性的一个附属性腺）中逗留一些日子，这样才能具有运动和受精能力，这个过程称为精子的功能成熟。精子在睾丸生精小管内的产生过程大约需要 74 天，之后进入附睾继续成熟大约需要 16 天时间，这样一个成熟精子的产生过程大约需要 90 天。因此接受药物治疗的患者千万不要着急，一定要坚持治疗，不要频繁更换医生或更换治疗方案，不要频繁复查精液来验证治疗效果，尤其对少精子症或无精子症且原因又在睾丸的患者更是如此。

临床上，我们也听到有患者说，他曾用过几天的中药，或其他疗法，精子活动力就有提高。影响精子活动力的因素很多，就是不治疗，不用药，过一段时间复查，精子的活动力也会与上次不一样，但若在波动范围之内（升高或降低），那应该与这个短时间的治疗没有关系。如果又不是在同一个实验室做的检查，或没有按照精液分析的要求去做检查，这样的结果就没有参考价值了。对不育症的治疗，我们医生要根据患者的具体病情（无精子症、少精子症、弱精子症等）、患者的年龄及配偶的生育能力等，给予综合评估。要让患者对治疗的长期性、复杂性和困难性做好心理准备，让患者对可能出现的治疗结局要有心理预期，让患者能更好地配合医生治疗。

 不育症患者在治疗过程中需要避孕吗？

男性不育除了极少数患者（如输精管道梗阻无精子症）需要手术治疗外，大多数患者都需要采取中西医结合治疗。治疗的最终目的就是为了怀孕。大家应该明白，弱精子症、少精子症、死精子症、畸形精子症和精液液化异常等原因所导致的不育（有可以受精的精子，只是相对少些罢了），只是相对于在 1 年内能够使配偶怀孕的概率降低而已，是相对性不育，并非绝对不能使配偶怀孕（当然，精子形态全是畸形的除外）。服用中西药物就是为了提高精子质量和精子的受精能力，使配偶尽快怀孕。所用药物都是一些强精、生精类药物，对生育没有任何不良影响，有些中药本身就可药食两用，如枸杞子、山药、桑葚、黄芪等。所以我们经常嘱咐患者如果夫妻双方不存在影响优生的不良因素，如支原体、衣原体、弓形虫、风疹病毒、巨细胞病毒感染等；没有传染病如性传播疾病、甲肝、乙肝、丙肝等，治疗期间不要避孕，要过正常的性生活。如有条件能够B超监测卵泡发育，指导受孕更好。千万不要等到经过治疗精液分析的各项指标都正常了才怀孕。那种恐怕精子质量不好，将来会生个不健康宝宝的认识是错误的。试想，如果这个精子质量不好，他能够在几千万个，甚至上亿个精子当中脱颖而出，越过层层关卡，最后与卵子结合成为受精卵而怀孕吗？而那些正常怀孕的夫妇，丈夫精液分析的各项指标也不一定都正常。不健康宝宝的发生是由多种原因造成的，如遗传因素、病毒感染、药物因素、环境污染等。我们曾对100例男性不育患者在吃药期间怀孕所生宝宝的健康状况进行随访，未发现1例有健康问题，因此，不育症患者在治疗期间不要避孕，这样可以缩短疗程，提高配偶受孕率。

 治疗男性不育常用的西药有哪些?

我们主张对男性不育患者的治疗要综合调理，中西医结合，西药的使用原则是针对病因而选择。目前临床上常用的西药主要有：

（1）促性腺激素：主要用于促性腺激素低下（促卵泡激素、黄体生成素低下）引起的男性不育。常用的有人绒毛膜促性腺激素和绝经期促性腺激素，有时二者联合交替使用。常用量前者多为 1 000 ～ 2 000 单位，每周 2 ～ 3 次肌内注射；后者多为 75 ～ 150 单位，每周 2 次肌内注射。使用时间至少 3 个月以上，以促进睾丸发育而诱发精子产生。该疗法应在医生指导下使用。

（2）左卡尼汀口服溶液：左卡尼汀（化学名为左旋肉碱，L- 肉碱）是一种天然存在的类维生素物质，在人体的能量代谢中起着重要作用。在男性的附睾、精子和精液中含量最高。临床研究表明，在少精子症和死弱精子症不育男性的精液中左卡尼汀的含量明显降低，左卡尼汀治疗后精子质量明显好转。这可能与左卡尼汀把脂肪酸运进精子的线粒体中产生能量等有关。每次

10 毫升，每日 3 次口服。

（3）精氨酸：是精子代谢过程中所需要的物质，每天口服 4 克。可以提高精子活动力。

（4）腺苷三磷酸片：能够提供精子细胞代谢过程的能量，增加精子的活动力。每日 3 次，每次 2 片（每片 20 毫克）口服。类似药物还有辅酶 Q10 等。

（5）激肽释放酶：研究表明该酶参与精子的生成、成熟和排出，可以提高精子的活动力。用于原发性精子减少症和弱精子症。每日口服 600 单位；或每次 40 单位肌内注射，每周 3 次。

（6）枸橼酸氯米芬片：是一种非甾体类雌激素，通过与下丘脑神经元胞浆内雌性激素受体竞争结合，反馈性增加下丘脑 GnRH 脉冲释放，使 LH 和 FSH 分泌增加，促使精子的产生。常用于特发性少精子症男性不育。每次 25 ~ 50 毫克，每日 1 次口服，连服 25 天休息 5 天，连用 3 个月为 1 个疗程。

（7）他莫昔芬片：也是雌激素拮抗剂，作用机制可能是竞争性地抑制雌性激素与雌激素受体的结合。用于特发性少精子症不育。10 毫克，每日 1 次口服。

（8）抗感染药物：用于生殖道感染所引起的男性不育。具体选择应根据病情和药敏试验结果而定。

（9）维生素 E 和维生素 C：维生素 E 对生精功能具有一定的促进作用。口服维生素 C 对精子质量的提升和精液的液化具有一定效果。

（10）其他：如催乳素增高的不育患者可用溴隐亭治疗，对免疫性男性不育可用泼的松或地塞米松治疗等。

 5 治疗男性不育常用的中成药有哪些?

中医药对男性不育治疗的优势越来越凸显，逐渐被更多的人所认可。但不育患者由于疗程较长加上中药汤剂的煎煮烦琐、携带不便和口感不好等原因，部分患者往往难于坚持服用，极大地影响了中医治疗效果的发挥。如能辨证选用一些疗效肯定、无明显毒副作用的中成药，对进一步提高疗效将大有帮助。现将临床上常用中成药介绍如下：

（1）龟龄集胶囊：主要由人参、鹿茸、海马、枸杞子、穿山甲、雀脑、牛膝、锁阳等药物组成。具有强身补脑、固肾补气的功效。用于肾虚型（阳虚证）弱精子症、死精子症、少精子症引起的男性不育症患者。表现为腰膝酸软，头晕耳鸣，四肢怕冷，性功能下降，舌淡，苔薄白，脉沉无力。每次2粒，每日1次，空腹淡盐水冲服。

（2）仙鹿口服液：主要由人参、黄精、何首乌、淫羊藿、枸杞子、黄芪等组成。具有滋阴补肾、填精益髓的功效。用于肾阴亏虚型少精子症、弱精子症、液化不良性不育症患者。每次10毫升，每日3次。3个月为1个疗程。

（3）麒麟丸：主要由何首乌、墨旱莲、淫羊藿、菟丝子、枸杞子、锁阳、黄芪、桑葚、覆盆子、白芍等组成。具有补肾填精、益气养血的功效。用于肾精亏虚、气血不足型弱精子症、死精子症、少精子症不育症患者。表现为腰膝酸软，神疲乏力，面色不华，精液清稀等。每日2次，每次6克，水冲服。3个月1个疗程。

（4）生精胶囊：主要由人参、鹿茸、枸杞子、菟丝子、沙苑子、淫羊藿、黄精、何首乌、桑葚和补骨脂等近20味药物组成。具有补肾温阳、滋补阴精的功效。用于肾阳亏虚型少精子症、弱精子症、死精子症不育症患者。每次4粒，每日3次，口服。3个月1个疗程。

（5）罗补甫克比日丸：具有温补脑肾、益心填精的功效。用于肾阳亏虚型弱精子症、死精子症，或重度阳痿、早泄所致的不育症患者。每次10到15粒，每日2次，口服。

（6）五子衍宗丸：由菟丝子、枸杞子、覆盆子、五味子、车前子所组成。具有填精益髓、补肾助阳的功效。用于肾精亏虚少精子症和弱精子症不育症患者等。表现为腰膝酸软，头晕耳鸣，性能力下降。舌淡，苔薄白，脉沉无力。也可用于无明显症状的少精子症、弱精子症不育患者。每次6克，每日3次，口服。

（7）右归胶囊：主要由熟地黄、山药、山茱萸、鹿角胶、菟丝子、肉桂、当归等组成。具有温肾助阳、填精益血的功效。用于肾阳亏虚型男性不育症患者。表现为畏寒肢冷，腰膝酸软，阳痿遗精，神疲乏力，精液清稀，精子活动力下降。舌淡，苔白，脉沉无力。每次4粒，每日3次，口服。

（8）六味地黄浓缩丸：由熟地黄、山茱萸、山药等组成。具有滋阴补肾的功效。用于肾阴不足型不育症患者。表现为腰膝酸软，头晕耳鸣，舌红，少苔，脉细数。每次8粒，每日2次，口服。

（9）左归丸：主要由熟地黄、山药、枸杞子、鹿角胶、龟板胶、菟丝子等组成。具有滋阴补肾、填精益髓的功效。用于肾阴亏虚型男性不育症患者。表现为精液少，或少精子症，腰膝酸软，头晕耳鸣，潮热盗汗，遗精滑泄，性欲降低。舌红少苔，脉细数。每次10粒，每日2次，口服。

（10）金匮肾气丸：主要由熟地黄、山茱萸、山药、附子、肉桂等。具有温补肾阳的功效。用于肾阳亏虚型不育症患者。表现为腰膝酸软，四肢怕冷、性能力下降。舌淡苔白，脉沉。每次8粒，每日2次口服。

（11）复方玄驹胶囊：主要由黑蚂蚁、淫羊藿、枸杞子、蛇床子组成。具有温肾、益精、壮阳的功能。用于阳虚型弱精子症、死精子症和少精子症男性不育患者。表现为腰膝酸软，神疲乏力，少腹发凉、四肢不温等阳虚症状。

（12）龙胆泻肝丸：主要由龙胆草、栀子、泽泻、黄芩、车前子、生地黄等组成。具有泻肝胆火、清下焦湿热的功效。用于湿热下注型男性不育症患者。可见死精子症、弱精子症、精液液化不良等。表现为阴囊潮湿，口苦，小便黄，舌质红，苔黄腻，脉弦数。每次6克，每日2次，口服。

（13）补中益气丸：主要由黄芪、人参、白术、当归等组成。具有益气健脾的功效。适用于脾气亏虚型男性不育症患者。表现为少气懒言，神疲乏力，食少便溏，头晕，易感冒，舌淡，苔白，脉细弱。每次8丸，每日3次，口服。

（14）血府逐瘀胶囊：主要由桃仁、牛膝、红花、当归、川芎等组成。具有活血化瘀的功效。主要用于瘀血阻络型男性不育症患者，如精索静脉曲张性不育。症见阴囊坠胀或睾丸疼痛，舌质暗，有瘀点或瘀斑，脉涩。每次4粒，每日3次，口服。

无精子症患者还能生孩子吗？该如何治疗？

案1 蒋先生，25岁，农民。2010年3月以"婚后3年不育"为主诉就诊。患者曾就诊于多家医院，多次做精液分析，提示无精子症。体格检查：患者男性第二性征发育基本正常，阴毛较少，阴茎发育较正常偏小，但睾丸很小，容积约5毫升，质地较软，血清性激素6项检查，睾酮含量略低，黄体生成素和促卵泡激素超出正常参考值最高限几倍。染色体核型分析提示46，XX。确诊为46，XX男性综合征。这是一种染色体异常性疾病。

案2 刘先生，26岁，2017年1月以"婚后不育4年"为主诉来我科就诊。曾于多家医院诊治，诊断为无精子症。体格检查结果：双侧睾丸容积约25毫升，质韧，双侧附睾尾均有硬结，输精管可触及，无明显精索静脉曲张。染色体检查：46，XY。Y染色体微缺失基因检查：AZFa、AZFb、AZFc均未发现明显缺失。精浆生化检查结果：精液量4毫升；30分钟完全液化；pH 7.5，果糖2.68毫摩尔／升；a-葡糖苷酶6.69单位／升（很低），酸性磷酸酶189.65单位／升，锌3.57毫摩尔／升（0.8～2.5毫摩尔／升）。根据体格检查和精浆生化检查结果，诊断为梗阻（双侧附睾尾）性无精子症。治疗行附睾输精管吻合术，术后以清热解毒、活血通络中药治疗，3个月后复查，精子浓度最高达1 200万，精子活动率15%，前向运动精子率为8%，正常精子形态率4%。继续中药调理，并加用辅酶Q10，每次10毫克，早晚2次，口服。半年左右妻子怀孕。

案3 张先生，男，28岁，因不育3年，治疗效果不好，于2010年4月参加河南省男科疑难病会诊。专家们认真查看了患者的诊疗记录，发现多次精液分析均为无精子症，精液量在0.8毫升左右，pH为6.8左右。性激素检查正常，表明患者的生精功能正常。精浆生化检查显示中性α-葡糖苷酶、果糖含量很低。专家们又对患者进行了仔细的体格检查，睾丸、附睾、精索静脉等都没有发现异常，双侧输精管存在。专家们初步判断可能是射精管阻塞引起的无精子症。在专家的建议下，患者做了经直肠彩色B超前列腺和精囊腺检查，结果发现一个约4厘米×3厘米的精囊囊肿。专家们考虑这可能是引起无精子症的原因，当然同时可能也有双侧附睾的梗阻。建议患者手术治疗该囊肿。患者在同年的6月通过精囊腺镜对精囊腺囊肿进行了手术。但于术后3个月和2011年3月两次复查精液分析，仍然是无精子症。由此可见，无精子症不育病因的复杂性以及治疗效果的不确定性。

无精子症不育是最为棘手的一种情况。患者一旦被确诊，情绪非常低落，总认为这一生就不会有自己的孩子了。其实不一定，这要看具体的病情。那么对无精子症不育患者应该如何治疗呢？

首先要明确病因，然后再确定治疗方案。我们一般把无精子症分为真性无精子症和假性无精子症。所谓假性无精子症，是指精子的输送道路，也就是输精管道发生了阻塞，致使精子无路可走。这些患者的睾丸生精功能没有问题，我们可以针对阻塞的部位、阻塞的性质和阻塞的程度，采取相应的治疗方法。通过中西医结合治疗，或进行相关手术等，有的患者还是能够自然生育的。对不能自然生育者，可以抽取附睾中精子或通过睾丸活检取出成熟精子，通过单精子卵细胞质内注射现代辅助生育技术，还是很有可能生育宝宝的。上述案2为通过输精管附睾吻合术联合中药治疗，最后自然受孕，这也是医生和患者最想要的结果；但案3最好的治疗方法，我们还是让患者首选睾丸取精，实施试管助孕技术，也很有可能生育孩子。

所谓真性无精子症是指睾丸生精功能障碍，也就是说生产产品——精子的"加工厂"遭到了破坏，原因可能是外在因素造成的，如药物损伤、附睾炎、睾丸外伤等，但只要通过睾丸活检能够发现并取出成熟精子，通过单精子卵细胞质内注射生育技术，也是有希望实现自己的生子愿望的。但如果是患有先天性遗传性疾病，如案1的XX男性综合征，以及克氏综合征（目前有报告表明睾丸穿刺取精，实施单精子卵细胞质内注射）、唯支持细胞综合征、XYY 综合征（即超雄综合征，染色体核型47，XYY，或48，XYYY。正常男性表现，身体高大，血清中雄性激素水平较高，可表现为无精子症）和无睾症等，这些无精子症患者是不可能有自己的孩子了。如果夫妻双方愿意的话，最好的助孕方式是供精，进行人工授精。

一般来说，因低促性腺激素所致的无精子症，如果患者年龄在30岁以下，采用激素治疗同时辨证服用中药，相当一部分患者还是可以有自己的孩子（自然受孕，或采用辅助生殖技术）。对高促性腺激素所致的无精子症，治疗效果较差，建议患者放弃治疗。

其次，患者对治疗要充满信心，要有足够的耐心。根据我们的经验，治疗时间不能少于1年，大多都在2年左右，所以患者一定要坚持。

 如何采用中医药治疗无精子症不育？

我们有时也会遇到有的医生采用中医疗法治疗因双侧输精管缺失、双侧射精管梗阻（疝气手术误切）、双侧隐睾、无睾症、染色体异常、高促性腺激素等所引起的无精子症患者，这种治疗毫无意义。

首先要选择有一定治疗价值的无精子症患者，譬如特发性无精子症、低促性腺激素低下引起的无精子症、双侧附睾炎引起的梗阻性无精子症等。通过中医，或中西医结合治疗可能会自然受孕，或治疗后可以实施辅助生殖技术助孕者。

其次要正确使用中医疗法，包括汤剂、中成药、针灸等。治疗法则是补肾填精、活血通络、补肾活血。在脏腑上以"肾"为主，兼顾肝、脾、心，病理因素以"瘀血""湿热""痰浊"多见。要辨证使用中药，我们常用的证型和方药简介如下：

（1）肾精亏虚型：表现为头晕耳鸣，腰膝酸软，性欲减退。睾丸小，或睾丸大小正常，质地尚可。舌淡，苔薄白，脉沉弱。兼形寒肢冷，夜尿多，精液清稀者，为肾阳亏虚或命门火衰。兼盗汗，心烦，舌红，脉细数者，为肾阴亏虚。治疗以补肾填精为主，以五子衍宗丸加减。肾阳虚者，温补肾阳，以右归丸加减。肾阴亏虚者，当补肾精，滋肾阴，以左归丸加减。常用滋肾阴、补肾精的药物有鹿角胶、龟板胶、菟丝子、枸杞子、酒山茱萸、覆盆子、紫河车、鱼漂胶、海马、熟地黄、桑葚、黄精等。常用温补肾阳类药物有淫羊藿、仙茅、锁阳、肉苁蓉、巴戟天等。补益气血常用黄芪、人参、党参、当归、白芍、阿胶等。对于没有任何症状的特发性无精子症等，以肾精亏虚型论治。

（2）精道瘀阻型：主要用于梗阻性无精子症不育，譬如双侧附睾尾部炎症性无精子症等。可见睾丸胀痛，睾丸大小正常，双侧附睾尾有结节，或硬块。舌暗红，苔薄白，脉沉涩。治疗以活血化瘀通络为主，以血府逐瘀汤加减。常用活血通络药物有烫水蛭、土鳖虫、路路通、桃仁、红花、王不留行、穿山甲、川芎、牛膝、牡丹皮、赤芍等。根据证候，或辨病（如因慢性附睾炎引起者），适当加入清热解毒、除湿的药物，如金银花、蒲公英、龙胆草、败酱草、虎杖、大血藤、车前子、薏苡仁等。也可以配合中医特色疗法如针灸、穴位贴敷等。

患者是否采取中医治疗，一定要结合患者年龄、配偶生殖能力以及患者治疗的愿望是否迫切等情况综合评判后，与患者沟通决定。

 对少精子症不育患者如何治疗？

依照第五版《人类精液及精子－宫颈粘液相互作用实验室检验手册》标准精子浓度＜ 15×10^6/毫升（ 12×10^6 ～ 16×10^6/毫升），或一次射精精子总数＜ 39×10^6（ 33×10^6 ～ 46×10^6），就可以诊断为少精子症，当然要至少3次以上规范的精液分析才可确诊。如果精子浓度低于500万/毫升，我们就称为重度少精子症。精子浓度或精子总量的多少与男性生育能力呈正相关，也就是说在精子活力、正常精子形态率等相同的情况下，精子浓度越高、精子总量越多，表明男性的生育能力就越强。对少精子症不育的治疗，我们认为要做好以下几点：

（1）查明少精原因，确定治疗方案：由于导致少精子症的病因较多，所以在诊断明确的前提下，在现有认知和技术条件下，要尽可能地查找病因。要通过体格检查和必要的现代仪器检测、实验室检测，了解患者下丘脑－垂体－睾丸性腺轴功能、有无隐睾、精索静脉曲张、睾丸发育是否正常等，以便针对病因制定相关的治疗措施和预后判断。

（2）中医治疗要明脏腑，辨虚实：少精症以虚证居多，常见于肾精亏虚、肾阳不足和气血虚损。实证可见湿热蕴结、精道瘀阻，或虚实兼杂（肾虚湿热瘀阻、肾虚瘀阻等），所涉脏腑以肾为主，兼及心、肝、脾、胃。

（3）中西结合，扬长避短，优势互补，协同增效：对少精子症的治疗，在明确病因的前提下，常对症处理。如因生殖炎症，或生殖道感染所致者，当抗炎、抗感染治疗；因精索静脉曲张所致在手术指征明确的情况下，首选手术治疗；对促性腺激素低下所致及内分泌功能障碍引起者，当补充性激素，调整内分泌等。现代研究表明：许多中药如金银花、连翘、蒲公英、野菊花等，具有较好的抗炎，或抗菌、抑菌作用；有些补肾药如淫羊藿、巴戟天、菟丝子、蛇床子等，具有调整内分泌和类性激素样作用，且都无明显的副作用；许多活血化瘀类中药，如当归、川芎、丹参、牛膝等，具有扩张血管、改善局部微循环等作用。精索静脉曲张手术后加服补肾活血（益肾活血通络方）的中药，临床疗效明显提高。此外，中西医结合治疗还可降低某些西药的副作用。因此对该病的治疗，我们倡导中西医结合。

（4）坚持治疗，戒除诱因，适度锻炼：由于自一个精原细胞到精子的生成和成熟需要较长时间，所以少精子症的疗程较长，一般 3 个月为 1 个疗程，常规治疗至少要在 4 个疗程以上。作为患者，要对治疗的长期性有思想准备，要有耐心，要对治愈充满信心，找一个值得信赖的医院和医生，坚持用药，切不可经常更换医生，治疗断断续续。同时，务必严格遵医嘱，戒除烟酒，如果是厨师、油漆工、高温作业者、IT 行业从业者等，其工作环境对生育有影响，一定要调整；要适度锻炼，营养要科学合理。只有综合调治，才有可能早日使配偶受孕。

（5）与患者充分沟通，让患者对治疗后可能出现的各种结果做到心中有数：少精子症不育患者，其结果可能有四：一是配偶怀孕；二是精子浓度提高，甚至正常，但没有怀孕；三是病情没有变化；四是精子浓度下降，甚至出现无精子，或原来精子活动力等其他指标正常，现在降低了。尤其是精子浓度低于 500 万 / 毫升者，出现无精子的概率相对较高（譬如 Y 染色体 AZFc 缺失者）。要给患者讲清楚，每种结果都有可能发生，这不是我们方案的问题，因为影响生精的不良因素太多，如最重要一个因素——年龄问题，任何人都回避不了。

（6）监测配偶排卵，指导受孕：少精子症，也就是说精子数目减少，并不意味着就没有怀孕的可能，只是表明怀孕的概率降低。在某种意义上讲，精子的活动力，或者精子前向运动的能力，比精子数目更重要。我们的观点是，在没有影响优生因素（如某些病毒感染、传染性疾病，包括性病等）存在的情况下，建议在配偶排卵期监测卵泡发育，指导受孕，每个月都要试，如果排卵正常、输卵管通畅，每个月都有受孕的可能，这样可以缩短疗程，提高妊娠率。

 如何采用中医药治疗少精子症不育？

案　张先生，28 岁，2018 年 3 月以"不育 2 年余"为主诉来就诊。在我们生殖实验室 1 个月内查 2 次精液分析，均提示无精子。患者非常吃惊，因为他在某医院已经治疗 1 年多了，医生一直说他是少精子症，怎么治疗这么长时间，又没有精子了呢？我们查看了他以前所有检查报告单，精子浓度最高 300 万／毫升，最低是每毫升 100 多万，同时伴有精子活动率低下，其余指标正常。患者染色体、Y 染色体微缺失基因、性激素、精浆生化等检查也未见明显异常。体格检查显示：双侧睾丸容积约 25 毫升，质韧；双侧附睾未见明显异常，双侧精索静脉无明显曲张，输精管可触及。我们可以初步诊断为特发性重度少精子症、弱精子症。查看近 1 年的治疗情况，基本以中药为主，但均是补肾助阳类中成药，且患者服用中药后口干明显，脸部还起痘痘。据此我们分析，出现无精子症的原因，可能与长期、大量运用补肾阳的中药有关。因为研究表明，补肾阳类中药，具有类性激素样作用，可以提高外周血中雄性激素水平，从而干扰男性性腺轴功能，导致精子生成障碍。这种情况，停用这些中药后，也许过一段时间会有精子。由此可见正确使用中药是多么重要。

如何使用中药对少精子症不育进行治疗呢？我们认为应该把握以下几点。

（1）要辨证使用中药，对无证可辨者，以补肾填精佐以活血为大法：常见证型除在无精子症不育中的肾精亏虚型、精道瘀阻外，还有如下2种。

1）气血亏虚型：患者可见神疲乏力，面色不华，心悸气短。少精子、精液清少。舌淡，苔薄白，脉弱无力。治疗以补气养血为主，佐以补肾填精。常用十全大补汤加减。常用中药如前所述。

2）湿热蕴结型：患者可见口苦咽干，阴囊潮湿。精少，精液黏稠。舌红，苔黄腻，脉滑数。治疗清利湿热，佐以补肾填精。常用草薢分清饮加减。常用草薢、龙胆草、车前子、金银花、蒲公英、菟丝子、枸杞子、黄精等。临床上单一证型少见，多表现为两个或两个以上证型，如肾虚瘀阻型、肾虚湿热瘀阻型、肾虚兼气血亏虚等，注意选方用药。

（2）在治疗脏腑上，把握以肾为中心，细辨阴阳之亏虚：少精子症不育的发生多责于肾之亏虚，然肾有阴精不足、阳气亏损之别，故临床上应当细察明辨。许多少精子症不育患者并无明显症状，此时当详问病史，细观精液。若精液色黄、质黏、不液化，多见于阴精亏虚，治当补肾填精，养阴清热，佐以助阳，以五子衍宗丸、六味地黄丸加减。常用药物有菟丝子、枸杞子、覆盆子、五味子、紫河车、熟地黄、山茱萸、山药、制何首乌、鹿角胶、龟板胶、淫羊藿、巴戟天等；若精液清稀，多为肾阳亏虚，当补肾助阳，佐养阴填精，以右归丸、金匮肾气丸加减。常用药物有淫羊藿、仙茅、巴戟天、海狗肾、鹿茸、蛇床子、制附子、肉苁蓉、熟地黄、山茱萸等。

（3）在以"肾"为主的同时，要兼顾心、肝、脾，辨明气血的盛衰：少精子症不育虽以肾为主，但与心、肝、脾三脏关系密切。思虑过度，可暗耗阴精；情志所伤，易致气郁血阻，精道不畅；饮食所伤，脾失健运，气血乏源，先天之精失于滋养，同样可致精少不育。气血亏虚者，当益气养血，以十全大补汤、归脾汤加减。常用药物有黄芪、红参、炒白术、当归、熟地黄、白芍、茯苓等。瘀阻精道者，宜活血化瘀通络，以桃红四物汤加减，常用药物有当归、川芎、桃仁、红花、炒穿山甲、路路通、王不留行、川牛膝、水蛭等。

（4）湿热毒邪当清解，但这类药物苦寒，用时要谨慎：少精子症不育以虚证居多，但临床实证或虚实兼杂者也并非少见。实证的致病因素，多为瘀阻精道、湿热毒邪内侵，后者当清热解毒利湿，以程氏萆薢分清饮、龙胆泻肝汤、三仁汤加减。常用药物有金银花、连翘、野菊花、萆薢、车前子、生薏苡仁、滑石、栀子、黄芩、龙胆草等。对一些苦寒之品，如龙胆草、栀子、黄芩等，在使用时务必注意用量不能太大，服用不能太久，以防影响精子活动力；另外，也不可过用清利之味，以防耗伐阴精。

 中药栓剂外用可以治疗精液不液化性不育吗？

中药灌肠，或中药栓剂塞肛（栓剂具有同灌肠一样的效果，且携带便利、使用方便）也可以治疗该病。我们医院生殖医学团队，在中药栓剂外用治疗湿热蕴结、脉络瘀阻型慢性前列腺炎及精液不液化性不育方面进行了系列研究，如"前列栓治疗慢性前列腺炎湿热兼瘀证的研究"获省部级科技进步"二等奖"，获国家发明专利 1 项，发表相关学术论文十余篇。研制的"前列栓"系列，现已通过相关部门批准为院内中药制剂。

为什么中药灌肠，或中药栓剂塞肛能够治疗慢性前列腺炎及精液不液化性不育？研究发现，直肠静脉与膀胱前列腺静脉丛之间有 2～6 条小的痔生殖静脉，这些交通支将直肠静脉的血液单向输送到泌尿生殖静脉丛。这为经直肠栓剂治疗慢性前列腺炎提供了解剖学依据。

前列栓主要药物有白花蛇舌草、黄柏、姜黄、大黄、水蛭、荔枝核、乳香等，采用现代制剂技术加工而成，具有解毒通络、清热利湿的功效。研究表明，该栓对大鼠实验性前列腺炎具有抗炎、改善微循环、抗组织纤维增生作用；前列栓不仅能够有效改善精液不液化状态，而且能够提高精子的活动力，值得临床推广运用。

11 对精液量过少不育患者如何治疗？如何采用中医药施治？

（1）明确诊断，查明病因，精准治疗：在诊断时，除了严格按照要求做精液分析外，还要详细询问患者在夫妻生活时，精液量是否也少，这一点非常重要。有的患者来到医院就紧张，或受取精环境、个人心情等影响，患者不能充分勃起而完全射精，导致精液量少。这种情况就不能确诊为精液量过少。

现代医学认为精液量过少的核心是精浆量减少。引起下降的主要原因有：①性腺功能（如精囊腺、前列腺等）减退和内分泌紊乱，导致精囊腺和前列腺分泌功能下降。②先天性精囊发育不全或射精管阻塞，后者多因炎症、外伤所致。这类患者多表现为精液量少伴无精子症，pH低下。结合精浆生化和经直肠精囊腺超声，即可作出明确诊断。③垂体功能降低引起的性腺功能低下症，导致性腺分泌不足，表现为精液量减少，可伴有无精子症、少精子症等。④生殖系统感染尤其是附属性腺的感染，导致腺体分泌功能下降，最常见的是慢性精囊腺炎、前列腺炎。若为前列腺或精囊结核，精液量可减少到 $1 \sim 2$ 滴，甚至无精液排出。⑤精囊的肿瘤或囊肿，尿道狭窄，尿道憩室或生殖道手术引起输精管道损伤等。结合经直肠前列腺、精囊腺超声等检查，即可诊断。

如果病因明确，可以采取针对性治疗。如因性腺功能减退所致精液量减少者，可用绒促性素针剂适量肌内注射（在医生指导下使用），或根据情况选择尿促性素、十一酸睾酮软胶囊（安特尔）等。因慢性前列腺炎、精囊腺炎及结核引起者，在医生指导下积极抗感染治疗。因精囊腺囊肿，或肿瘤等引起者，可以考虑手术。对先天性发育异常所致者，可考虑辅助生殖技术等。

（2）中医治疗当分清虚实，在脏以补肾为主：中医学认为肾藏精，主生殖，如先天禀赋不足，或年少手淫过度，或恣情纵欲，耗伐肾精，可见少精不育；身体素质差，脾胃功能不足，或大病久病之后，气血亏虚，后天之精缺乏，不能较好地滋养先天之精，可发精少不育；肝肾同源，精血互生，且肝主疏泄，调畅气机，若肝气不畅，气血运行受阻，可见精液量过少不育；若感染湿热毒邪，瘀阻精道，也可见精量过少不育。由此可见，该病在脏以肾为主，同时与脾、肝二脏相关。

该病在临床上有虚、实之分。虚主要是肾精亏虚，实主要见于湿热瘀阻。主要证型有：①肾精亏虚型。精少不育，可伴有腰膝酸软，头晕耳鸣，也可无症状。舌淡，脉沉。治以补肾填精为主，方选生精育麟丹加减。药用熟地黄、山茱萸、桑葚、黄精、制何首乌、鹿角胶、龟板胶、红参、生山药、菟丝子、当归、牛膝等。偏阳虚者加淫羊藿、仙茅和鹿茸等。②气血亏虚型。精液量少而不育，可伴神疲乏力，面色不华，心悸气短。舌淡，苔薄白，脉细弱。治以补气养血为主，方选八珍汤合五子衍宗丸加减。药用红参、炒白术、茯苓、黄芪、当归、鹿角胶、五味子、巴戟天、熟地黄、白芍、川芎、菟丝子、枸杞子、覆盆子、当归等。③湿热瘀阻型。精少不育，可伴有阴囊潮湿，排精不畅或射精疼痛等。舌质红或暗红，有瘀点，苔黄腻，脉濡数或滑数。治以清利湿热，活血通络为主。方选程氏萆薢分清饮合少腹逐瘀汤加减。药用萆薢、车前子、烫水蛭、土鳖虫、黄柏、赤芍、川牛膝、路路通等。

对于病因不明确，无症状的精少不育者，以补肾填精为主，佐以活血、补气养血法。根据患者用药情况，进行调整。

（3）综合调治，提高疗效：该病在进行中西医结合，或以中医为主治疗的同时，要调整心态，戒除烟酒，减少性生活次数，适度锻炼，加强营养，可以配合食疗方调理（详见有关问答），以提高配偶孕育率。

12 对弱精子症不育患者如何治疗？

目前，多数医院的精液分析，同时采用这两个标准：第五版《人类精液及精子－宫颈粘液相互作用实验室检验手册》中，前向运动精子活动率小于32%，或精子总活力低于40%；第四版《人类精液及精子－宫颈粘液相互作用实验室检验手册》中，快速直线运动精子活动率小于25%，或直线运动精子活动率小于50%。按照相关要求，连续检测3次方才可诊断。第四版《人类精液及精子－宫颈粘液相互作用实验室检验手册》中将前向运动精子分为快速和慢速两种，快速前向运动精子越多，自然受孕的概率就越高。因此这个标准对自然受孕患者来说，指导价值更大。弱精子症是引起男性生育力下降的最常见原因之一，常与少精子、畸形精子，或精液液化不良并见。对弱精子症的治疗，应注意以下几点。

（1）认真查找病因，做到针对性治疗：由于导致精子活动力低下的原因较多，因此在诊断明确的前提下，要通过相关检查、检验，尽可能查出引起精子活动力低下的原因，这对采取科学、合理的治疗，从而提高临床疗效以及预后判断都具有重要的指导价值。对生殖道感染所致者，要针对不同病原体，采取相应的抗生素治疗，或者抗感染治疗；因精索静脉曲张引起者，在手术指征明确的前提下，或即使精索静脉曲张不明显，但已经保守治疗至少3个月以上，效果不好者，且超声检查有静脉血反流者，要尽早采取手术；因免疫因素、内分泌障碍所致者，要积极调整免疫和改善内分泌；对因某些先天性疾病如纤毛不动综合征所引起者，药物治愈的可能性较小，应采取辅助生育技术。

但需要指出的是，即使明确了弱精子症不育的病因，如患有生殖道感染、附睾炎、前列腺炎等，或有明显的精索静脉曲张等，采取针对性治疗，可能感染控制了，炎症消失了，曲张手术做了，但精子活动力没有提高，这样的案例临床上并不少见，这就是不育症治疗效果的不确定性。尽管存在检查不出来的其他影响因素，但是，我们还是主张应该做的检查一定要查，尤其没有做过系统检查的患者，治疗了相当长一段时间效果仍不好的，一定要查。在病因查找上，我们要宁信其有！我们在临床上会遇到这样的病例，仅做一个精液分析，其他任何病因学检测不检查，中西医结合治疗至少3个月，甚至更长时间，但精子活动力始终没有大的提升。后经精液支原体、衣原体检查，或精浆弹性蛋白酶增高，或精浆白细胞计数在每毫升百万以上，采用抗感染治疗1个月，精子活动力就大幅度提升，由此可见检查的必要性，采取针对性的治疗对疗效的提高还是非常关键的。

（2）对特发性弱精子症不育治疗的药物选择：据有关资料统计，这类患者约占弱精子症不育的大多数。治疗基本都是经验性的，常用药物主要有以下几种：①抗氧化治疗，常用有维生素E、维生素C、辅酶Q10等。精液中过多活性氧（ROS）可通过氧化应激作用导致脂质过氧化而损伤精子，而精浆中的抗氧化剂具有清除ROS的作用，可防止精子受损。②左旋肉碱，又称左卡尼汀。人体内的左旋肉碱是赖氨酸经甲基化后进一步修饰而成的衍生物，为附睾所分泌的物质，主要以游离态和乙酰化形式存在。在附睾运送精子过程中能增加精子能量并提高精子活动力，也具有一定抗氧化能力，防止精子氧化损伤以保护精子。③胰激肽释放酶。据研究胰激肽释放酶可刺激精子生成，提高精子的活动力。其他机制还可能包括提高精子代谢、增加睾丸血供、刺激睾丸支持细胞功能、提高性腺输出管道的功能等。④其他药物，如绒毛膜促性腺激素、绝经期促性腺激素精氨酸、葡萄糖酸锌等，可以根据情况使用。

（3）中西医结合，优势互补，提高疗效：现代研究证实，生殖道感染、免疫异常、内分泌因素、精索静脉曲张等，及某些全身性疾病可致精子活动力低下，所以在针对病因治疗的同时，若能辨证使用一些中药可提高疗效，缩短疗程。研究表明，一些补肾药如淫羊藿、巴戟天、仙茅、菟丝子等可改善下丘脑－垂体－睾丸性腺轴功能，调整内分泌；一些清热解毒利湿药，如金银花、败酱草、车前子、龙胆草等，具有一定抗菌、抑菌和抗炎的作用。

13 如何采用中医药治疗弱精子症不育？

中医治疗弱精子症不育尤其对特发性弱精子症，疗效明显，特色突出，值得推广。它可能是通过多靶点、多环节、多渠道的综合调节而发挥作用。如何正确使用呢？我们认为应该做好以下几个方面。

（1）正确辨证，合理使用：只有辨证准确，才能合理选方用药，才有可能取得预期效果。常见证型有肾精亏虚型、命门火衰型、气血亏虚型、湿热蕴结型和瘀阻脉络型。每个证型的临床表现，以及常用方药，在前面有关内容中已有介绍，这里就不再赘述了。弱精子症不育有虚、实之分，虚者以肾精亏虚、命门火衰、气血不足较为多见，实邪者多责于瘀血内阻、湿热蕴结。虚者当补肾为主，兼顾脾和肺。实者重在调肝，当以解毒化瘀、清利湿热为主。临床上多为复合证型，如肾虚湿热型、肾虚兼气血虚弱型、湿热瘀阻型等。

（2）详细询问病史，认真查看精液，明确发病原因：弱精子症的诊断主要依靠精液分析，多数患者并无明显症状，这就为正确辨证带来了一定的困难，所以在接诊时，要详细询问病史，细心察看精液的颜色、质地等，以便明确病因。若患者平素嗜食辛辣，精液色黄，质地黏稠，多为湿热蕴结所致，当清利湿热，方用程氏萆薢分清饮，药物可用生薏苡仁、车前子、竹叶、赤小豆、通草、泽泻、萆薢、滑石等。若婚前手淫无度，婚后又恣情纵欲，精液黏稠者，多为阴精亏虚，当补肾填精，养阴清热，方用六味地黄汤、五子衍宗丸加减，药物可用熟地黄、枸杞子、山药、黄精、鹿角胶、龟板胶、淫羊藿、巴戟天、菟丝子、山茱萸、覆盆子、五味子、沙苑子等。若精液清稀者，多为命门火衰，当温补命门，方用金匮肾气丸或右归丸加减，药物可选淫羊藿、巴戟天、仙茅、锁阳、肉苁蓉、鹿茸、海马等。

（3）治脏腑以肾为主，同时兼顾肝与脾：精子活动力低下，在脏腑主要责于肾精亏虚和命门火衰。但气血亏虚者也不少见，气虚鼓动血行无力，血虚易滞，瘀血内阻，气血失调，精失所养，同样也可引起精子活力下降。所以，我们也要重视气血的调理。脾为气血化生之源，肝主疏泄，对全身气血的运行起着重要的调节作用，故对弱精子症的治疗，在调补肾的同时，兼顾肝与脾。常用中药如黄芪、当归、白术、香附等。

（4）对无症状、无体征弱精子症不育患者的治疗：临床上患者没有任何症状，舌苔、舌质、脉象包括辨精液也没有异常发现，对这类患者，我们治疗的体会是：以肾精亏虚，或命门火衰型选方用药，并加适量活血通络药物，如当归、烫水蛭、牛膝、丹参等。如果患者服用后，没有口干、口渴，或脸部起痘痘，或身上起疖肿等"上火"的表现，药"证"相符，就可以继续使用，这叫"以药测证"。如果有"上火"的上述表现，表明"药证不符"，需要调整方药。

（5）辨证使用中医特色疗法，以提高疗效：中医疗法，除中药内服外，还有很多特色疗法，如中药外敷、中药栓剂、中药灌肠、针刺、艾灸、督脉灸、穴位埋线等，均可以辨证使用，以提高疗效。

 对畸形精子症不育患者如何治疗？

依据第五版《世界卫生组织人类精液检查与处理实验室手册》，正常形态精子率低于4%，即可诊断为畸形精子症。随着检测技术的进步，原来看似是正常形态的精子实际上是不正常的。

我们曾对我院生殖实验室检测的1120例不育患者精子形态报告结果统计分析：正常形态在4%以下380例，占33.93%；4%～10%为740例，占66.07%。其中为4%者368例，占32.83%。超过10%者为0。由此可见，这个标准还是比较切合临床的。精子形态观察方法有改良巴氏染色法、吉姆萨法等，用显微镜观察涂片。临床上单一畸形精子症引起不育者比较少见，多伴有弱精子、少精子，或精液液化不良等，所以这种情况在治疗时，一定要综合评判，综合分析，分清主次。对畸形精子症不育的治疗要重点做好以下两点：

（1）查找病因，针对治疗：要详细询问病史，有无甲状腺疾病、糖尿病等全身性疾病，有无腮腺炎病史；生活史如居住的房子是否新装修的，是否抽烟、饮酒等，从事何种工作等，从临床看，油漆工、厨师、从事 IT 行业者、加油站工人、橡胶制品厂工人、高温作业者等，发生精子畸形的概率较高；有无生殖道感染病史；某些杀虫剂，或有些化学药物如呋喃类药物等，都影响精子的正常形态；要认真体检，有无精索静脉曲张、有无隐睾等；必要的实验室检查，如性激素检查、精浆生化检查、精浆弹性蛋白酶检测等，查找病因，以便进行针对性治疗，如有感染，要抗感染；有曲张、隐睾者，要及时手术等。

（2）主张中西医结合治疗，治疗期间不要避孕：对该病的治疗中西医各有优势，要结合互补。对特发性弱精子症（原因不明者），要以中医治疗为主。因为畸形精子较多，患者担心治疗期间怀孕，害怕生出畸形胎儿，所以就采取避孕措施，这种做法不可取，我们主张不避孕。因为形态畸形的精子不易受孕，有的即使受孕了，也容易发生早期流产，这也是优胜劣汰的自然淘汰过程。再者，即使发生胎儿畸形，也不能说明就是畸形精子的原因，因为引起胎儿畸形的原因非常多。只要正常形态精子率不是 0，只要有前向运动的精子，治疗期间孕育的机会就存在，就不要放弃。患者对治疗一定要有信心、有耐心，一般 3 个月为 1 个疗程。

15 如何采用中医药治疗畸形精子症不育？

中医学认为，肾主藏精，肾精是生殖与生长发育的物质基础。肾精亏虚，肾气不足，生精功能发生障碍则导致畸形精子增多。从询问病史来看，多为手淫过度（尤其是年少时），或性生活过度，肾精不足，阴虚火旺，灼伤肾精；也不乏先天禀赋不足，后天又失调养；或素食辛辣厚味，蕴湿生热，下扰精室，或感染湿热毒邪所致。该病的基本病机为肾精亏虚，病理因素以湿热、痰浊或瘀血为主。常见以下 3 个证型。

畸形精子症不育伴有头晕耳鸣，腰膝酸软，形寒肢冷，性功能下降，舌质淡胖，脉沉细无力，为肾阳亏虚型，治以温肾助阳、益气填精。可用赞育丹加减。常用熟地黄、枸杞子、鹿茸、淫羊藿、仙茅、杜仲、酒肉苁蓉、巴戟天、当归等。

如果畸形精子症，伴有精液量少，潮热盗汗，头晕耳鸣，腰膝酸软，舌红少苔，脉细数，为肾阴亏虚型，治以滋阴养阴填精。可用六味地黄丸和五子衍宗丸加减。常用生地黄、熟地黄、菟丝子、枸杞子、牡丹皮、淫羊藿等。

畸形精子症不育伴有精液不液化，口苦，口黏，阴囊潮湿，大便不爽，舌红苔腻，脉濡数，为湿热下注型，治以清利湿热。常用程式萆薢分清饮加减。常用萆薢、车前子、滑石、生薏苡仁、菟丝子、丹参、川牛膝、败酱草、连翘等。

16 为什么这么高的精子活动力妻子却不能受孕？

我在 2012 年曾接诊一位患者，30 岁，以"不育 3 年多"找我诊治。2 年前夫妻二人因迟迟没有怀上孩子开始去医院看病。其爱人生殖功能的相关检查如排卵情况、输卵管通畅情况、免疫情况等均未发现异常。我查看患者以往的检查报告，精液分析共检查了 8 次，总的来看前向运动精子率在 56% 左右，快速前向运动精子率为 36% 左右，精子浓度等其他精子参数正常。检查 2 次精子 DNA 碎片率都正常（10%、13%）；免疫学检查——混合抗球蛋白反应试验阴性。但我发现患者 8 次的精液分析中，均没有规范的精子形态检查报告，都是计算机系统分析的，没有精子染色观察，并且正常形态精子率都在 40%以上。基于我们对正常形态精子率的观察，这么高的正常形态精子率，绝对不可能。建议患者在我们生殖实验室复查精液分析及精子形态检查，同时查精子功能。结果精子活动力、精子浓度等都正常，而精子形态检查报告提示：全是圆头精子。精子功能检查：精子低渗膨胀试验 85%（正常大于 60%）、精子顶体酶活性分析 5.6（正常 48.2 ～ 218.7）。谨慎起见，1 个月后让患者再次复查精子形态,结果同上。患者不育的"罪魁祸首"终于查到——圆头精子症。

圆头精子症,是一种罕见的特殊类型畸形精子症,发病率约 0.1%,是一种遗传病,发生的确切机制目前还不清楚,可能与某些基因突变有关。患者精液中几乎全部是圆头精子,虽然因精子尾部鞭毛结构正常,不影响精子的活动能力,但由于缺乏顶体无法与卵子结合,从而导致男性不育。圆头精子症不育患者可以考虑单精子卵细胞质内注射助孕,但从目前的研究结果看,受精成功率很低,即使助孕成功,活产率也不高。

17 对死精子症不育患者如何治疗? 如何采用中医施治?

对死精子症的诊断,精液分析如果经伊红染色法确定全是死精子,诊断为死精子症,对此大家都认可。但是,伊红染色后存活精子率多高,可以诊断为死精子症,目前尚无统一标准。我个人认为活精子率在 10% 以下,应诊断为死精子症,不宜诊断为弱精子症。因为在治疗上还是有区别的。明确病因,精准施治,中西结合,加强营养,戒除诱因,适度锻炼,这是提高临床疗效的关键。

(1)详查病因,精准施治:要详细询问病史,做必要的实验室检查(如内分泌检查、精浆生化检查、精浆弹性硬蛋白酶检查等),彩超检查附睾、睾丸、前列腺、精索静脉等。高温、辐射、生殖道炎症等均是引起该病的常见原因。

(2)正确辨证,合理选方:中医认为,先天禀赋不足,或年少手淫过度,或房事不节,肾精不足,肾气虚衰,肾阴亏耗,不能正常化生精子而见死精子;或素体阴血不足,或过用温燥伤阴之品,导致肾阴亏虚,虚火内生,热灼肾精,致死精子增多。也可见湿热毒邪内侵,扰及精宫。多见于生殖道感染,或患者过食辛辣厚味,蕴湿生热,内扰精宫,肾精受伐,故见死精子增多。 该病主要病机为:肾气不足,生精功能障碍;湿热毒邪内侵,肾精受伐。以"肾"为主,同时与肝、脾有关。

临床上以肾气亏虚型、阴虚火旺型、肾阳不足型、湿热蕴结型较为常见。①肾气亏虚型,其寒热症状不明显,或见腰膝酸软,头晕耳鸣等。治疗补肾填精为主,佐以活血化瘀。用生精种玉汤加减。药物选菟丝子、枸杞子、覆盆子、制何首乌、黄芪、当归、淫羊藿、续断、紫河车、鹿茸等。②阴虚火旺型，以滋阴清热为治法。用知柏地黄汤加减。药物选知母、黄柏、生地黄、白芍、金银花、蒲公英、续断、牡丹皮等。③肾阳不足型，以温肾助阳为治法。方选赞育丹加减。药物选熟地黄、肉苁蓉、淫羊藿、仙茅、巴戟天、蛇床子、鹿茸、海马、当归、川芎等。④湿热蕴结型，要清利湿热，方选萆薢分清饮加减。药物选萆薢、龙胆草、黄芩、薏苡仁、车前子、菟丝子、黄柏、淫羊藿等。可以结合辨病，如存在生殖道感染者，方选五味消毒饮加减。药物选蒲公英、败酱草、白花蛇舌草、金银花、大血藤、萆薢、当归、牛膝等。⑤对病因不明确，无症状和体征，无法辨证者，以肾气亏虚型论治。戒除烟酒、适度锻炼，3个月为1疗程，坚持治疗。

18 什么是白细胞精子症？它是如何引起男性不育的？

案：黄先生，30岁，结婚3年，夫妻恩爱，幸福美满，近2年计划生个宝宝，但妻子的肚子迟迟没有动静。于是妻子坐不住了，她与黄先生一起来到我们医院生殖中心进行检查。妻子经过有关检查，生殖功能正常。我们通过对黄先生体格检查也没有发现异常，但精液分析提示弱精子症和白细胞精子症，建议他过一段时间再做一次复查。复查结果与上次一样。医生告诉他精子活动力下降的原因，可能与精液中的白细胞增高有关。黄先生迷惑不解，曾听说过精子活动率低下症，白细胞精子症可是第一次听说，是什么意思呢？

所谓白细胞精子症是指精液中白细胞浓度超过每毫升100万。目前，实验室一般采取过氧化物酶方法进行测定。导致精液中白细胞升高的原因目前还没有完全清楚，可能与生殖系统感染如慢性前列腺炎、精囊腺炎、附睾炎或免疫因素有关。目前，国内外对精液中白细胞对精子质量的影响还没有形成一致看法，白细胞精子症引起男性不育的机制还不十分清楚，可能与男性生殖道中的白细胞激活后产生可溶性分泌产物，如某些细胞因子、对精子有毒性的活性氧产物等，从而影响精子正常的新陈代谢等。如王晟等将 216 名男性不育患者随机分为白细胞精子症组与非白细胞精子症组，发现白细胞精子症组的精子浓度、精子活动率及正常形态精子率明显降低，并且可以使精液液化时间延长。也有学者对男性不育患者进行精子形态分析和精液白细胞检测，发现白细胞精子症组精子畸形率高于非白细胞精子症组，且缺陷以精子头部和尾部为主，认为精液中过多的白细胞，可以影响精子形态，从而影响生育。但也有研究表明，精液中的白细胞不影响精液体积、精子浓度、前向运动精子率，但可以影响精子正常形态、存活率及精子 DNA 的完整性。

19 对白细胞精子症不育患者如何治疗？如何采用中医药施治？

我曾治疗一位白细胞精子症伴弱精子症、精液不液化不育患者，42 岁，是一名公安干警，看起来身体很棒。计划要二胎，未避孕 1 年，妻子也没有怀孕。精液分析：精液量 2 毫升，pH 7.5，精液不液化，精子总活动力 14.93%，前向运动精子活动力 9.31%。精液白细胞计数：22×10^6/毫升（标准应小于 1×10^6/毫升）。其余参数指标正常。精浆弹性蛋白酶正常；精液解脲支原体、衣原体、淋球菌采用 RNA 恒温扩增实时荧光检测（SAT 法），未见异常。诊断为白细胞精子症、弱精子症、精液不液化。患者无任何症状。就是平素爱喝酒，只要没有公务活动，每天至少 250 毫升白酒，且每餐离不开辣椒等辛辣食物。舌红，苔黄厚。治疗以盐酸多西环素早晚各 1 次，连用 2 周，配合"清解强精颗粒"中药。让患者戒酒，饮食清淡，适度锻炼。1 月后复查，精液量 2 毫升，pH 7.4，精液不完全液化，精子总活动力 30.3%，前向运动精子活动力 16.65%。精液白细胞计数 0.6×10^6/毫升。坚持医嘱，以上继续调治。像这种情况，同时伴有精液不液化、弱精子症或死精子症等多见，单一白细胞精子症不育患者较少，所以在治疗时一定要认真查找病因，全面分析，综合调治。

对于该病要做到规范、科学、合理地治疗，一定要做到以下几点。

（1）首先要明确病因：本病的主要原因是生殖系统感染，故应明确感染发生于何种腺体，即是前列腺、精囊腺，还是附睾、睾丸等，如为病原体或微生物感染，首选敏感抗生素治疗。

无法确定具体部位，没有检测出精液解脲支原体、衣原体、淋球菌等微生物感染，无论精浆弹性蛋白酶高还是不高，可以经验性运用盐酸多西环素2周。如有条件，可同时联合中药口服，1月后再复查。

（2）其次对原因不明者，要以中医治疗为主：中医认为，该病的主要病机为湿热蕴结精室，或热毒内侵精室，或肾阴亏耗，虚火内生，灼精化腐为脓，而发该病。常见原因为外感湿热之邪，或不洁性交，或嗜食辛辣肥甘厚味，湿热，或热毒之邪侵及精室；手淫过度，或恣情纵欲，或过食温燥之品，耗伐肾阴，虚火内生，灼扰精室，而发该病。本病的基本病理因素为湿热、热毒、瘀浊；病变脏腑以肝、肾为主，并与脾、胃有关。

临床多见虚实兼杂。虚者为阴虚内热，精液被灼；实者为湿热，毒邪内侵。另外，对于久病者，也应注意瘀血的存在，也就是"瘀浊"。证型有湿热下注型和阴虚火旺型，多以阴虚湿热型较常见。

1）湿热下注型：表现为精液浓稠有腥臭，口苦黏腻，少腹或会阴部不适，阴囊潮湿。舌红，苔黄腻，脉滑数。多嗜食辛辣，或有感染史。治疗当清利湿热，解毒化脓。方选程氏萆薢分清饮合五味消毒饮加减。常用萆薢、黄柏、车前子、蒲公英、野菊花、生甘草、大血藤、生薏苡仁、败酱草、金银花等。

2）阴虚火旺型：表现为不育，可伴有精液黏稠色黄，五心烦热，潮热盗汗，腰膝酸软，头晕耳鸣，性欲亢进。舌红，少苔，脉细数。治以滋补阴精、清解虚热。方选知柏地黄汤加味。常用药有生地黄、熟地黄、制何首乌、知母、黄柏、山茱萸、生山药、龟板、女贞子、墨旱莲、茯苓、泽泻、牡丹皮、金银花、败酱草等。

近年来，我们对白细胞精子症不育也做了些研究，以自拟"清解强精颗粒"（主要药物有金银花、蒲公英、玄参、野菊花、败酱草、赤芍、黄芪、菟丝子、黄精、淫羊藿等）治疗原因不明、无证可辨的白细胞精子症不育患者，取得了满意疗效。

（3）改变不良生活方式，坚持锻炼：男人为了家庭、为了孩子，更是为了自己，一定要洁身自爱，避免生殖系统的感染；喜欢喝酒、平素饮食肥甘厚腻者，一定要改变这种生活方式。

20 用避孕套能治疗男性免疫性不育吗？

治疗男性免疫性不育的目的是使精子膜表面的抗体减少或者消失，从而使精卵可以正常结合，而怀孕生子。

采用避孕套治疗的是女性抗精子抗体阳性的免疫性不育。在正常情况下，由于女性生殖道的屏障作用，精子作为同种异体抗原与女性体内的免疫系统并不直接接触。加之精浆中又含有一种免疫抑制因子，可以对免疫反应产生抑制，因此性交后并不产生抗精子抗体。但在一些异常情况下，如生殖道感染，或经期性交，精子及其抗原物质就易进入血液而激发女性的免疫反应，导致抗精子抗体的产生。这些抗体可使精子发生凝集或使精子失去活动力，难以受精。有时虽然可以勉强受精着床，也会受抗体的细胞毒作用而出现早期流产。采用避孕套治疗的目的就是使精子与女方脱离接触，不再产生新的抗精子抗体，原有抗体可逐渐消失。一般避孕治疗半年后，多数女性免疫性不孕都能怀孕。但对男性免疫性不育采用这种方法却没有任何治疗价值，因为男性免疫性不育是自身产生的抗精子抗体引起的不育，用避孕套是无法把精子这一抗原与自身产生的抗精子抗体分开的。

目前对导致男性免疫性不育的原因尚不完全清楚。一般认为与生殖道感染、损伤等原因使"血睾屏障"受到破坏有关。现代医学主要采用抗生素或糖皮质激素治疗，但效果并不理想。近年来我们采用中医药辨证治疗男性免疫性不育收到了良好效果。

21 增加性交次数能提高受孕率吗？

我们在门诊上经常遇到一些患者，为了提高受孕的概率，常采取增加性生活次数的方法，结果事与愿违，欲速则不达。其实，这种方法不可取。因为性交次数过频，精子的生成与供给平衡就会遭到破坏，不能保证每次排精的精子数量。较多的精子甚至发育不成熟的精子被排出，精子的生存和活动力差；再加上过多过频的性刺激可使附属性腺器官长期处于充血状态，造成腺体分泌失调，影响精液成分和酸碱度，从而对生育造成不良影响。

另外，性交次数过多，使妻子频繁接触丈夫的精子、精液，对某些能产生特异性免疫反应的女性来说，这些精子、精浆作为一种同种异体抗原物质，容易激发女性体内产生抗精子抗体，很有可能导致女性免疫性不孕症的发生。正确的做法是，夫妻双方把握好排卵期，必要时可用 B 超监测卵泡发育情况，在卵泡成熟的一两天内可适度增加性生活频度，做到有的放矢，只有这样才能提高妻子的受孕率。

22 什么是精索静脉曲张？

精索静脉曲张是精索静脉蔓状丛伸长扩张、迂曲，从而诱发相关症状，或影响睾丸、附睾等功能的一种疾病。青春期前即可发病，随着年龄增长，发病率会升高，多见于 18～30 岁，其发生率占男性的 8%～23%，在男性不育患者中这一比例更高。传统观点认为，该病多发于左侧，而右侧或双侧少见。经精索静脉造影证实，精索静脉曲张发生在左侧者达 80%～98%，双侧者为 20%～58%。该病临床上有原发和继发之分，继发者多见腹膜后病变，如肾肿瘤、肾积水等阻碍精索内静脉血液回流所致。这是导致男性不育的常见原因之一。

23 精索静脉曲张不育患者是否必须做手术？

据有关资料统计，精索静脉曲张伴不育的发病率在 35%～40%，其中有 50%～80% 的精索静脉曲张患者有精子质量异常，睾丸活检可见双侧精子发生障碍。精索静脉曲张患者可伴患侧阴囊肿大、坠胀，严重者出现少腹、睾丸疼痛等，临床上因症状来就诊者较少，多因不育就诊，检查时才发现。

精索静脉曲张导致不育的机制迄今为止还没有完全清楚，一般认为可能与以下几方面有关：①睾丸温度升高。睾丸生精功能得以正常维持，依赖于睾丸适宜温度的保持。精索静脉曲张时，睾丸周围的静脉血液郁滞，精索内静脉血液反流，使腹腔内较高温度的血液直灌到睾丸而使睾丸温度调节障碍，从而使睾丸温度升高，使睾丸的生精过程发生障碍。②血管活性物质及毒性代谢产物对睾丸的损伤。精索内静脉的血液逆流使肾上腺、肾脏的内分泌产物如儿茶酚胺等有毒物质随逆流的静脉血进入睾丸，影响睾丸精子的产生。③睾丸、附睾微循环障碍。据研究，精索静脉曲张患者在睾丸局部区域，毛细血管和静脉瘀血，动脉血流下降。这样势必影响睾丸和附睾的功能。④精索静脉曲张对附睾功能的影响。有人以人工诱发大鼠精索静脉曲张做附睾超微结构检查，发现附睾组织发生退变，精液中 α－葡糖苷酶活性降低，肉毒碱含量下降，表明附睾功能受到损伤。⑤其他原因，如可能会引起男性性腺轴功能紊乱、免疫屏障遭到破坏等。总之精索静脉曲张不育的发生是通过多途径、多环节、多因素共同作用的结果。

精索静脉曲张不育患者是否一定就要手术治疗呢？先看下面这个病例：

> **案** 几年前某省一位知名专家遇到这样一个医疗纠纷。患者曹先生，34 岁，因继发不育 2 年慕名求诊于该专家。经过 2 次精液分析都提示重度少精子症（精子浓度低于 100 万／毫升），经体格检查发现曹先生患有Ⅱ精索静脉曲张，在专家的建议下做了精索静脉高位结扎术。按照专家的要求 3 个月后到医院复查精液分析，结果没有发现精子，过了 1 个月再次复查还是没有精子。于是曹先生一气之下把该专家上报到医院，说是教授给他治坏了。最后经过专家会诊，手术做得没有问题，之所以会出现无精子症，可能还有其他引起睾丸损伤的原因。

男性不育往往是多种原因共同影响所导致的结果，精索静脉曲张可能仅是其中的原因之一。对于精索静脉曲张伴有不育的患者来说，我们很难明确该病对不育的影响究竟有多大，或者说是主要影响因素，还是次要影响因素。

假如是主要影响因素，如果精索静脉曲张已经对睾丸造成不可逆转的损伤，即使做了手术，效果也不会理想。另外，精索静脉曲张手术本身也会对睾丸的生精功能造成一定影响。案中曹某之所以由术前的重度少精子症变成术后的无精子症，这也是一个原因。由此可见精索静脉曲张伴有不育患者治疗方案的选择一定要慎重，是否采取手术治疗要综合分析各种检查结果而定，如精子质量状况、精索静脉曲张的程度、睾丸大小和质地、性激素水平、精浆生化等。但需要给患者说明的是，精索静脉曲张手术后，可能会有4种结果，一是精子质量好转，妻子怀孕；二是虽然精子质量好转，但妻子没有怀孕；三是精子质量没有明显变化；四是精子质量较手术前更差，对重度少精子症不育患者而言，可能还会出现无精子，或一过性无精子。

 精索静脉曲张在何种情况下需要手术治疗？

多数精索静脉曲张患者因不育症就诊时被查出，有症状者多表现为阴囊坠胀不适或坠痛，疼痛可向腹股沟区、下腹部放射，站立行走时加重，平卧休息后减轻。而男性不育伴有精索静脉曲张患者治疗的主要目的是改善精液质量，以提高配偶的受孕率，可以通过手术治疗、药物治疗及辅助生殖技术来实现。

根据2014版《中国泌尿外科疾病诊断治疗指南》，其手术适应证主要包括以下几点：①精索静脉曲张不育者，存在精子质量异常，病史与体格检查未发现其他影响生育的疾病，如内分泌检查正常。女方生育力检查无异常发现者，无论精索静脉曲张的轻重，一旦确诊为精索静脉曲张，应及时手术。②重度精索静脉曲张伴有明显症状者，如多站立后即感阴囊坠胀痛等，体格检查发现睾丸明显缩小，即使已经生育过，若患者有治疗愿望也可考虑手术。③临床观察发现前列腺炎、精囊炎在精索静脉曲张患者中的发病率明显增加，为正常人的2倍，因此若上述两病同时存在，而且前列腺炎久治不愈者，可选择行精索静脉曲张手术。④对于青少年期的精索静脉曲张，由于往往导致睾丸病理性渐进性的改变，故主张对青少年期精索静脉曲张伴有睾丸容积缩小者应尽早手术治疗，有助于预防成年后不育。⑤对于轻度精索静脉曲张患者，如精液分析正常，应每 1～2 年定期随访，一旦出现精液分析异常、睾丸缩小、质地变软应及时手术。⑥对于精索静脉曲张同时伴有非梗阻性因素所致的少精子症患者，建议同时施行睾丸活检和精索静脉曲张手术，有助于施行辅助生殖技术。

25 精索静脉曲张常用的手术方式有哪些？

精索静脉曲张理想的手术方法应该具有较低的并发症发生率及复发率，并综合考虑其改善精液质量及提高妊娠率的作用。

常用的手术方法包括开放手术、腹腔镜手术及显微镜下精索静脉曲张结扎术。显微外科手术治疗精索静脉曲张具有复发率低、并发症少的优势。近年来随着显微技术的发展，显微手术治疗精索静脉曲张被越来越多的患者和医生接受。蒲军等将 97 例原发性精索静脉曲张患者根据手术方式随机分为 3 组：经腹股沟精索静脉高位结扎组（开放手术组）38 例；腹腔镜下精索静脉高位结扎组（腹腔镜组）33 例；显微镜下精索静脉结扎组（显微镜组）26 例。术后随访 12 个月，对比分析 3 组患者的手术治疗近期效果及并发症。结果显示，除手术时间较长外，显微镜下精索静脉结扎术具有动脉识别率高，疗效好，并发症少，住院时间短等优势，值得临床应用。

26 精索静脉曲张不育患者不愿意做手术怎么办？中医有办法吗？

对精索静脉曲张性不育患者来说，手术的主要目的就是为了提高精子质量和受精能力，尽早使配偶怀孕。我们在临床上经常会遇到一些手术指征非常明确，但就是不愿做手术的患者，要坚持保守治疗，这时我们应该怎么办？我们的策略是通过 3 个月到半年的中西医结合治疗，或者综合调理，妻子没有受孕或精子质量没有明显好转者，还是要建议患者考虑手术治疗，术后第 7 天加用中药。我们在中西医结合治疗精索静脉曲张性不育方面做了一些工作，进行了一些研究，研制出了"益肾通络"中药方，"益肾通络方联合手术治疗精索静脉曲张性不育的研究"曾获河南省科技进步"二等奖"。研究结果显示，该疗法在配偶的怀孕率、精子质量的改善率等方面明显优于单用中药或手术疗法。该成果已在临床推广应用，获得了较好的社会效益。

27 什么是试管婴儿技术？

什么是试管婴儿技术呢？第一代试管婴儿技术，其规范的学术名称叫"体外受精－胚胎移植"。由于以往在科学研究中常使用试管，所以俗称试管婴儿。简单来说，在对母亲采取促排卵方案后，医生会用穿刺针将卵子从母体内取出，并在体外与父亲的精子结合，再将受精后的胚胎移植到母亲宫腔内，使其着床发育成胎儿。第一代试管技术适用于女方输卵管阻塞性不孕。

针对男方少精子症、弱精子症、畸形精子症不育患者，科学家又发明了"卵胞浆内单精子注射技术"，即第二代试管婴儿技术。所谓单精子卵细胞质内注射是直接将精子注射入卵胞浆中的一种高新技术，是男性不育的一种治疗方法。该技术的开发和临床应用，使一些男性不育的治疗发生了革命性的变化，颠覆了人们的传统生育观念。原来不能生育孩子的梗阻性无精子症和某些睾丸功能低下的男性不育者，也可能会有自己的孩子。

该技术的适应证主要有：①严重的少精子症、弱精子症、畸形精子症不育，经综合治疗没有明显效果者。②不可逆的梗阻性无精子症。③生精功能障碍（排除遗传缺陷疾病所致）性无精子症。④体外受精失败。⑤免疫不育。⑥精子顶体异常。⑦需行植入前胚胎遗传学检查者。

第三代试管婴儿技术的学术名称叫"胚胎植入前遗传学诊断"。相较前两代试管婴儿，这一技术更侧重于胚胎的诊断环节，适用于有相关遗传病的夫妇和反复流产者。医生在将胚胎植入母体前，会先诊断并筛选出没有遗传病的胚胎，再将合格、高质量的胚胎植入母体。对染色体异常或其他遗传性疾病高危家庭而言，这一技术能为其后代的健康提供保障。

28 什么是人工授精？什么情况下可以用该技术？

所谓人工授精是指通过非性交方式将精液放入女性生殖道内，以达到怀孕目的的一种技术。根据所用精液来源不同，分为丈夫精液人工授精（AIH）和供精者精液人工授精（AID）。

丈夫精液人工授精主要适用于以下几个方面：①男性不育。因少精子症、死弱精子症、逆行射精等原因所致的不育，通过系统规范的中西医治疗或综合治疗，仍然不能受孕者。②宫颈性不孕。宫颈狭窄、严重宫颈糜烂等所致不孕。③免疫性不孕以及某些"原因不明性不孕"。宫腔内人工授精是目前较为常用的人工授精方法。

但因输卵管因素不能怀孕者，或者女方患有生殖泌尿系统感染或性传播性疾病，或女方患有遗传病、严重躯体疾病、精神心理障碍，有先天缺陷婴儿出生史并证实为女方因素所致，以及女方接触致畸量的射线、毒物、药品并处于作用期者严禁做人工授精。

供精者精液人工授精主要用于以下几个方面：①因睾丸发育障碍性无精子症、严重的少精子症（重度）、弱精子症和畸形精子症。②射精障碍。③梗阻性无精子症治疗失败。

在实施该技术时，医务人员应向患者交代清楚，除睾丸发育不良性无精子症外，其他原因所引起的无精子症不育可以通过单精子卵细胞质内注射，可能会有自己血亲关系的后代。

 服用"伟哥"配偶怀孕了，对胎儿有影响吗？

我们在门诊时而会遇到不孕症夫妇询问，治疗期间吃"伟哥"怀孕了，对胚胎，或对胎儿发育有影响吗？首先，我们要搞清楚，什么是"伟哥"？通常所讲的"伟哥"，主要是指 5 型磷酸二酯酶（PDE5）抑制剂，是治疗勃起功能障碍（也称"阳痿"）的首选药物。

目前常用的 5 型磷酸二酯酶抑制剂包括西地那非（万艾可）、他达拉非（希爱力）和伐地那非（艾力达），作用机制分别为：5 型磷酸二酯酶主要分布在阴茎海绵体平滑肌中，能够特异性降解阴茎海绵体平滑肌细胞内一氧化氮（NO）诱导下合成的第二信使鸟苷酸环化酶（cGMP），使其浓度降低，抑制阴茎海绵体平滑肌松弛，使阴茎保持疲软状态。性刺激促使阴茎海绵体神经末梢和内皮细胞释放一氧化氮，增加鸟苷酸环化酶的生物合成，从而促进阴茎勃起。研究显示对阳痿患者总体有效率 80% 左右。近年有研究表明，小剂量他达拉非每日1次（5毫克）长期服用，可改善血管内皮功能，提高血管弹性，有助于促进患者勃起功能正常化，可达标本兼治之效果。

备孕期间，服用这类药物主要见于以下两种情况，一是平素男方性功能正常，但到妻子排卵期同房时，因紧张、焦虑、恐惧等原因，无法完成性生活，或进行人工授精时，在医院不能取出精液，这个时候医生会建议患者提前半小时到1小时服用这类药物。二是男方患有勃起功能障碍，一直在吃"伟哥"类药物，如希爱力等。对于第一种情况，因时间较短，即使怀孕了，不会对胚胎，或胎儿的发育造成不良影响。有研究表明，小剂量的他达拉非5毫克，每日1次口服，连续服用3个月，对精子质量各参数如精子浓度、精子活动力、精子形态等，无明显影响。目前尚无证据显示此类药物对子代发育有不良影响。需要特别强调的是，如果患者在服用硝酸酯类药物如硝酸甘油、消心痛等，禁止服用以上三种"伟哥"类药物。

30 哪些中医传统疗法可以治疗男性不育？

患者找中医看病，问诊、望诊、摸脉、看舌、开方，吃中药，认为这是中医疗法。除此之外，还有许多疗法也属于中医疗法，也称为中医传统疗法，如针刺、艾灸、中药灌肠、中药栓剂、中药穴位贴敷、穴位注射、穴位埋线、督脉灸、脐火灸、按摩、耳针等。这些疗法广泛用于临床各科，对于男性不育（少精子症、弱精子症、死精子症等），在内服中药的同时，辨证使用这些疗法，往往起到事半功倍的效果。

31 如何采用针灸疗法治疗男性不育？

为了提高男性不育的临床疗效，在内服中药的同时，可以联合针灸疗法，使用原则：辨证选穴，虚证施以补法，实证给以泻法。现将我们常用的方法简要介绍如下：

（1）弱精子症不育：①选三阴交、曲骨、大赫施以针刺，灸关元、中极、肾俞、命门。先针刺，取补法，捻转得气后，隔姜艾灸3壮为度。隔日1次。15次为1个疗程。②取关元、中级、大赫、三阴交、肾俞等穴。针关元、大赫，要求针感直达茎中，以平补平泻为主，针灸并用。使局部发红，针下有热感，留针 30 分钟，隔日 1 次，15 次为 1 个疗程。

（2）少精子症不育：①针刺法。肾精亏虚者，取双侧肾俞、三阴交、志室、太溪；气血不足者，取双侧脾俞、足三里、三阴交、胃俞、肾俞。用补法，留针 30 分钟，每日 1 次，10 次为 1 个疗程。治疗 1 个月后，间隔 1 周，继续做。②灸法。取命门、中极、关元、肾俞等为主穴，隔姜灸，以艾灸 3 壮为度。具有温肾壮阳、益气培元的功效，用于命门火衰型少精子症。③针刺法与灸法结合。取关元、肾俞、中极、气海、命门等主穴。蠡沟、次髎等配穴。针刺关元、中极、气海时，要求针尖向下斜刺 1.5～2 寸，然后采用捻转补法，使针感向下传导至阴茎或会阴部为止。留针 30 分钟，针后加灸关元、命门、肾俞，以局部皮肤潮红为度，隔日 1 次，20 次为 1 个疗程。

32 如何用"督脉灸"疗法治疗男性不育？

近年来，我们治疗不育症在运用中药内服，或中西医结合疗法的同时，联合"督脉灸"治疗肾阳亏虚型弱精子症、死精子症等不育取得了较好效果。所谓"督脉灸"是以针对治疗的疾病所研制的药物细粉、桑皮纸、姜泥等为基础，结合艾绒灸疗法对督脉进行施治的一种中医特色疗法。

为什么"督脉灸"可以治疗该病呢？中医认为，督脉为"阳脉之海"，总督人体一身之阳气，管辖着人体许多重要穴位如命门、大椎等。选大椎穴到腰俞穴为施灸部位，可以"调气血、温肾阳"，从而治疗肾阳亏虚型死弱精子症等不育。如果患者具有四肢怕冷、腰膝酸软等阳虚表现，即可使用该法；如果患者无明显症状，无证可辨，可以尝试运用，如果患者治疗后，不出现口干、口渴，或牙龈出血等上火表现，表明"法对证"，就可以继续使用。每周 1 次，4 次是 1 个疗程。优点是节约患者时间，不用每天来医院治疗。

33 治疗男性不育常用的膏方有哪些？

中药膏方是在中医理论指导下进行组方选药配伍熬制，可被广泛地用于多种慢性疾病的调治，膏方一般具有调和阴阳、补益虚羸、益肾填精、调理气血和增强体质的功效，具有服用和储藏方便，药效持久等特点。不育患者的疗程较长，因虚而致者也不少见，非常适合膏方治疗。现将调治不育的常用膏方介绍如下，请在医生指导下使用。

膏方1：菟丝子280克，山药250克，枸杞子200克，山茱萸150克，沙苑子150克，熟地黄150克，女贞子120克，蒸何首乌120克，桑葚120克，阿胶120克，益智仁100克，龟甲胶100克，鹿角胶100克，金樱子120克，肉苁蓉100克，锁阳100克，补骨脂100克，当归90克，覆盆子90克，五味子90克，楮实子60克，车前子90克。

以上中药加工为膏方，服用方法：每日20毫升，餐前0.5～1小时温水冲服（早餐前服用，下同）。用于肾精亏虚型（少精子症、弱精子症、精液量少等）不育患者，症见久婚未育，精子稀少，精液清稀，头晕耳鸣，腰膝酸软，性欲减退。舌淡，苔白，脉沉细弱。

膏方2：熟地黄280克，山药280克，枸杞子280克，山茱萸200克，黄精200克，女贞子180克，墨旱莲180克，百合150克，麦冬150克，蒸何首乌150克，桑葚150克，南沙参120克，北沙参120克，生地黄120克，天门冬100克，石斛100克，牡丹皮90克，地骨皮90克，阿胶180克，蜂蜜180克，龟板胶100克。

以上中药加工为膏方，服用方法：每日20毫升，餐前0.5～1小时温水冲服。用于肾阴亏虚型不育患者，症见久婚未育，精液量少，精子数少，液化不良，畸形精子较多，腰膝酸软，五心烦热，潮热盗汗，形体消瘦，阳强易举，早泄遗精。舌红，少苔，脉细数。

膏方3：菟丝子280克，淫羊藿200克，山药200克，山茱萸200克，鹿角胶150克，紫石英200克，肉苁蓉180克，巴戟天180克，锁阳150克，枸杞子150克，韭菜子150克，续断150克，杜仲150克，沙苑子150克，桑寄生150克，怀牛膝150克，熟地黄120克，益智仁120克，补骨脂100克，牡蛎100克，红参60克，肉桂30克，蛤蚧2对，陈皮30克。

以上中药加工为膏方，服用方法：每日20毫升，餐前0.5～1小时温水冲服。用于肾阳亏虚型不育患者，症见久婚未育，精液清稀，精子稀少，精子活动率低，畏寒肢冷，腰膝酸软，性欲减退，阳痿。舌淡，苔薄白，脉沉弱无力。

膏方4：菟丝子280克，熟地黄250克，枸杞子200克，沙苑子180克，山药180克，山茱萸180克，龟甲胶100克，鹿角胶100克，益智仁150克，蒸何首乌150克，丹参150克，桑寄生120克，杜仲120克，续断120克，肉苁蓉120克，黄精120克，川牛膝120克，当归120克，赤芍100克，牡丹皮100克，桃仁100克，红花100克。

以上中药加工为膏方，服用方法：每日20毫升，餐前0.5～1小时温水冲服。用于肾虚血瘀型不育患者，症见久婚未育，精子稀少，畸形精子多，精子活动率低，头晕耳鸣，腰膝酸软，性欲减退，少腹隐痛，睾丸坠胀疼痛。舌淡黯，苔薄，有瘀点，脉沉涩。

膏方5：黄芪350克，熟地黄280克，山药280克，黄精250克，当归200克，炒白术200克，炒芡实200克，红景天200克，阿胶100克，白芍150克，茯苓150克，菟丝子150克，酸枣仁150克，龙眼肉150克，首乌藤150克，大枣150克，枸杞子120克，红参100克，炒白扁豆120克，鹿角胶100克，龟板胶100克，炙甘草30克，干姜60克，生麦芽90克，生谷芽90克，蜜远志30克，木香30克，紫河车50克。

以上中药加工为膏方，服用方法：每日20毫升，餐前0.5～1小时温水冲服。用于气血两虚型不育患者，症见久婚未育，精子稀少，精子活动率低，神疲乏力，面色不华，心悸气短，失眠多梦。舌淡，苔白，脉细弱无力。

膏方6：黄芪350克，山药300克，黄精280克，菟丝子280克，枸杞子200克，熟地黄180克，炒芡实180克，炒白术180克，龟板胶100克，鹿角胶100克，淫羊藿150克，肉苁蓉150克，茯苓150克，沙苑子150克，益智仁150克，韭菜子120克，杜仲120克，怀牛膝120克，红参120克，炒白扁豆120克，覆盆子100克，炙甘草100克，红枣100克，炒麦芽100克，饴糖100克，陈皮90克。

以上中药加工为膏方，服用方法：每日20毫升，餐前0.5～1小时温水冲服。用于脾肾两虚型不育患者，症见久婚未育，精子稀少，精子活动率低，神疲倦怠，腰膝酸软，四肢乏力，头晕耳鸣，面色萎黄，性欲减退。舌淡，苔薄，脉沉细。

膏方7：黄芪350克，菟丝子300克，熟地黄250克，黄精250克，山药250克，阿胶180克，炒白术180克，枸杞子180克，鹿角胶50克，龟甲胶50克，当归100克，淫羊藿100克，茯苓150克，红参120克，肉苁蓉120克，沙苑子120克，丹参120克，蒸何首乌120克，车前子150克，生薏苡仁250克，赤小豆250克。

以上中药加工为膏方，服用方法：每日20毫升，餐前0.5～1小时温水冲服。用于脾肾亏虚兼湿热型不育患者，症见久婚未育，神疲倦怠，腰膝酸软，心悸气短，阴囊潮湿，小便黄。舌淡，苔黄腻，脉沉。

34 如何提高男性不育患者的治疗效果？

由于男性不育病因复杂，很多患者患病的确切原因在现有技术条件下还无法查清楚，这就为我们采取针对性的治疗带来了一定困难，满意的疗效就难以保证；即使有的病因查清楚了，针对性治疗后，效果也不理想，如生殖道感染、精索静脉曲张等，那如何才能提高男性不育的治疗效果呢？我们认为主要应做到以下几点：

（1）明确诊断：如果怀疑自己的生殖能力有问题，一定要到信誉好、诊疗水平高的生殖医学科或男科就诊，一定要按照要求留取精液标本检查。如果第一次检查且化验结果又不正常，请千万不要急于治疗，应过一段时间重新复查。更不要相信有些医生不做任何检查，只是问一下、摸摸脉、看看舌就说出一些现代医学词语，就断定是不育。切记这是在忽悠您，务必当心，切勿受骗！

（2）查明原因：如果已经诊断明确，就要尽可能查出导致不育的原因。如什么原因引起的无精子、少精子、弱精子、死精子或畸形精子，是何种因素导致的精液量少、白细胞精子症等。应在医生的建议下进行相关检查。

（3）中西医结合治疗：如能查出病因，首先要采取针对性治疗措施。我们以无精子症不育为例，如果确定是梗阻引起的，就要依据输精管道的梗阻部位和原因，或施以复通术（微创术），或中西医结合治疗，或采用单精子注射辅助生育技术等；如因睾丸生精功能低下引起者，应采取中西医结合治疗至少1年以上（当然要根据患者年龄、配偶年龄及治疗的迫切性等）；若附睾或睾丸内有精子，可以采用单精子注射辅助生育技术，可能会有自己的孩子；如因克氏综合征引起者，应建议患者采用人工授精达到生育目的。但患者一定要明白，由于男性不育是多因素共同影响的结果，如少精子症、弱精子症、死精子症和畸形精子症不育，某些病因查清了，有的病因没有查出，所以仅对某些病因治疗，可能仍不能获得满意效果。因此，对不育的治疗我们主张一定要综合调理，中西结合，做到辨病与辨证相结合，局部治疗与整体治疗相结合，这样才能优势互补提高疗效，缩短疗程。

（4）患者一定要戒除不良因素的影响：许多患者非常重视治疗，但对精子质量有不良影响的坏习惯，不好的一些生活方式，如烟酒、久坐、穿紧身裤子、经常洗桑拿、长时间看电脑或电视等却不在乎。不及时调换对生精有影响的工作如做厨师、油漆工、制革厂工人、加油站工人、电焊工等。大家要明白，不良因素的祛除，与治疗有着同样效果，做得好就是一种合力，就会更有利于精子质量的提高，否则难以取得满意疗效。

（5）做好心理疏导：由于不育患者病程较长，有的可能已经看了不少医生，思想包袱很重，精神压抑、沮丧、悲观、焦虑等，这些不良情绪可以影响大脑皮质功能，从而使全身的神经内分泌功能、性功能和睾丸生精功能处于一种不稳定状态。所以作为医生，对患者一定要和善，诊疗上不但要细心、用心，更要充满爱心和耐心地加强与患者的交流，要让患者以良好的心态，积极乐观地配合治疗。

（6）治疗期间不要避孕：治疗期间避孕是许多患者最易犯的一个错误。夫妻双方只要没有影响优生的不良因素，治疗期间原则上不要避孕。要注意性生活频度，详见有关问答。

（7）坚持治疗，不要频繁更换医生和复查精液：由于男性不育的疗程较长（3个月），所以患者一定要找一个信誉好、水平高、值得信赖的医生坚持治疗，切勿频繁更换医生，更不要治疗没有一个月就复查精液，一旦发现精子质量还不如治疗前就非常沮丧，这对以后治疗非常不利，尤其对无精子症和少精子症患者更无任何意义。如果确需复查精液，建议最好在同一个实验室检查。另外，每次精液分析结果会有一定波动，如果这次检查较上次有所下降，尤其是活动力，也不要过于焦虑，要看总体疗效。

（8）坚持锻炼：无论有多忙，一定要坚持每日锻炼，选择一个适合自己的运动项目，如散步、打球、慢跑、游泳等，每日不能少于 1 小时。如果肥胖，一定要设法减肥。这对精子质量的改善很有帮助。

（9）加强营养，注意饮食调理：详见不育患者的饮食宜忌和食疗方。

35 男性对自己生育力的判断存在哪些误区？

我们曾经遇到一对夫妇因结婚 3 年没有生育到医院检查，妻子把该做的检查全都做了，生殖功能没有发现任何异常，于是让丈夫做精液分析。可是不管妻子如何讲，丈夫就是坚决不检查，坚信自己没有问题，还给妻子抛出一句话，"再让我检查就离婚"。事后我们得知她丈夫是再婚，与前妻曾生育 1 女，认为自己生育过，肯定没有问题。有些男性朋友对自己很自信，总认为不会生孩子这种事与他无关，如让他到医院检查、化验就感到自尊心受到极大伤害，感觉很丢面子。其实这是他们在对自己生育能力的判断上存在着误区，常见的主要有以下几种。

（1）曾经有生育史，认为自己生育力不会有问题：如上面所谈例子中的那位男士就是这样的情况。这种情况多发生在再婚男性或生育二胎或妻子曾有流产史的患者身上。对男性来说，以往能够生育，只能说明那时候正常，但不能保证现在也正常；或生育过也不代表当时精子质量参数每项都正常，譬如因 Y 染色体微缺失基因 AZFc 缺失导致的重度少精子症，几年前尽管精子数也少，但精子活动力强，让配偶怀孕还是非常有可能的，但几年后可能就是无精子。另外，有些不良因素对精子质量的影响也有一个时间的累积性，如精索静脉曲张、高温、电脑辐射、油漆等。所以如果出现不育情况，夫妻双方应该同时检查。

（2）只要体格健壮，生育力就没问题：生育能力与体质有一定的关系，但并不存在必然的联系，身体强壮只能说明身体"健康"，但不代表生殖能力，或者说生育能力就一定正常。临床上我们时常会遇到身高体健的男性，结果精液分析化验却是无精子或重度少精子症。

（3）性功能正常，生育力就正常：性功能只是生殖能力，或者说生育能力表现的一个方面，性功能正常是保证正常生育的基本条件之一。最终能否生育还要看精子质量，或者说精液质量是否正常。有很多精子质量低下的男性不育患者，他们的性功能都很好，但你能说他们的生殖能力正常吗？

（4）不良习惯对生育能力无影响：其实不然，一些不良生活习惯，对其生殖能力的影响是非常大的。如吸烟、酗酒、久坐、经常洗桑拿、穿紧身牛仔裤、长时间看电脑或电视等都不利于精子的生成和成熟（详见有关内容）。

36 男性不育患者如何选择治疗方案？什么情况下需要放弃或改变方案？

男性不育病因复杂、机制不明，很多患者为特发性不育，治疗方法多带有经验性，临床疗效不理想。因引起不育的类别及程度（如少精子症、弱精子症及无精子症等）不同，有些无精子症不育患者，根本没有必要治疗；有的患者通过规范的中西医治疗（包括手术和药物），配偶自然孕育；也有的患者因治疗效果不佳，之后选择辅助生殖技术；还有的患者符合做试管婴儿的适应证，第一选择应该做试管婴儿，但患者非要坚持药物治疗等。在门诊，经常有患者想知道自己的这种情况需要治疗多长时间，在什么情况下需要放弃治疗，或改变治疗方案，基于目前的技术条件，我仅谈一下自己的体会，供大家参考。

（1）首先通过相关检查，明确诊断：无精子症不育，是治疗上最为棘手，效果最差的一种情况。对先天性发育异常，或遗传因素所致的无精子症不育，要放弃治疗，如有可能可以考虑辅助生殖技术，如无睾、隐睾性无精子症，先天性睾丸发育不全，XX 男子综合征（男性核型为 46，XX 的综合征）等。因输精管发育缺陷或精囊腺发育不良等所致无精子不育，应实施卵细胞质内单精子注射受孕；因输精管道梗阻，如双侧附睾炎、射精管梗阻等，可以与患者沟通，如患者保守治疗意愿迫切的话，可以实施微创手术再通术；炎症阻塞者，也可以考虑中西医结合治疗；对于高促性腺性无精子症患者，如果睾丸穿刺有精子，可以考虑试管婴儿；对低促性腺性无精子症不育患者，如果年龄在 30 岁以下，可以与患者沟通，实施药物治疗，通过治疗如果有精子，即使不能自然受孕，也可以做试管婴儿。

重度的弱精子症、少精子症、畸形精子症等，凡是符合辅助生殖技术适应证者，我们建议还是首选试管婴儿；如患者不愿做试管婴儿，结合夫妻双方年龄等情况，采取中医、西医或中西医综合治疗，但可能的结局要告诉患者，做到心中有数。

（2）关于治疗多长时间：男性不育，不管是无精子症，还是少精子症、弱精子症、死精子症、畸形精子症，我们认为把疗程确定为 3 个月比较合理。因为影响精子质量的因素太多，治疗必须有一个过程。至于治疗多长时间，需要放弃，或选择哪种治疗方式，这要根据患者的具体病情如无精子症、少精子症、弱精子症等，以及夫妻双方年龄、患者治疗的迫切程度以及配偶的生育能力等情况进行综合分析而决定。我们的意见是，如果夫妻双方年龄均在 30 岁以下，最长治疗周期不能超过 2 年；如果在 30 岁以上，最多不能超过 1 年。否则就要放弃治疗，或调整治疗方案，如辅助生殖等。

37 如何识别男性不育的治疗骗局？

目前男性不育的治疗市场可以说是鱼龙混杂，存在着很多不规范、不科学的现象。甚至有些医疗机构或个人，把男性不育的治疗当作重要的发财致富之路，无道德操守，把本来对生育影响不大的疾病，当成大病去治疗，结果造成"终生不育"。对一些没有必要再治疗的不育患者，医生却声称包治等。每当我们看到那些失望无助上当受骗的患者，感到非常痛心。为了避免这种骗局的发生，患者首先要加强有关生殖方面相关知识的了解，同时我们根据近些年来的所见所闻和体会，把男性不育的常见治疗骗局告诉大家。

骗局 1：前列腺炎一定引起不育。慢性前列腺炎是男性的一种常见病、多发病。它对生育的影响究竟有多大，目前尚无定论。从现有的研究资料看，某些类型的前列腺炎，对生育是有一定影响，但不是得了前列腺炎就一定引起精子质量下降和精浆异常而引起不育。

骗局2：祖传秘方验方包治不育。我们不否认有些方子对有些原因引起的男性不育是有一定效果，但若不正确诊断，不区分、不分析是何种原因引起的不育，所有患者都用这个方药，并承诺"包治"的这种做法，显然是不科学的。克氏综合征（先天睾丸发育不全，又称精曲小管发育不全，染色体核型47，XXY），纯睾丸支持细胞综合征，XX男子综合征，先天输精管缺如所致的无精子症等不育，无论你吃何种药、吃多长时间，都是没有用的，结果是"人财两空"，也就是说既不会治好生个孩子，也白白浪费了自己的辛苦钱。对那些故弄玄虚，把自己的疗法搞得很神秘，把自己奉为神医且一口承诺包治的医生，要当心了！

骗局3：把脉看舌就断定不育原因。有的医生水平的确"很高"，一把脉看舌就说你的精子质量如何如何，你的睾丸输精管怎样怎样等。我们知道中医、西医是两个不同的理论体系，就如同北京和上海是两个不同的城市一样，各有自己的特色。中医学由于受当时条件的限制，它对男性生殖器官的认识比较模糊笼统，没有睾丸、附睾、输精管和精索静脉等名称，这些都是现代医学术语，更不知道精液由精子和精浆两部分组成，更没有弱精子症、死精子症、畸形精子症等疾病名称。他们对精液的分析仅限于眼睛看、鼻子闻，或者笼统说精液清稀，精液黏稠，精液清冷，精液色黄，精液量少，精液量多，有无精液以及有无味道等。中医对男性不育发病原因和机制的认识，常以肾虚、肝气郁结、阴虚火旺、脾气虚弱、湿热蕴结、热毒壅盛、痰湿瘀阻、瘀阻精室等来描述。这和现代医学所讲的病因和机理如附睾炎、睾丸炎、输精管阻塞、睾丸发育不良、染色体异常、基因异常等原因引起的不育完全不同。对那些不做任何检查，不看任何化验报告，只靠问症状、摸摸脉、看看舌，说的全是现代医学词汇或名称的医生，患者朋友要当心了，这是忽悠！这就如同您在上海，问搭乘几号地铁或者几路公交车到天安门广场或圆明园一样，风马牛不相及！所以，患者一定不要相信这些神乎其神的自我吹捧类"专家"。

骗局4：不管精子质量如何统统建议患者做辅助生育。现代辅助生育技术的发展和在临床的大规模推广应用，为许多不孕不育患者带来了福音。但有些医疗机构把该技术过于商品化，只要查出男性精子质量有问题，就让患者做人工授精，或做试管婴儿。其实，绝大多数患者通过中西医结合治疗，或者说综合调理，完全能够自然生育。

助力早日康复措施

 弱精子症不育患者常用食疗方有哪些?

对于男性不育患者，在规范化治疗的同时，日常生活中如能同时配合一些食疗方，会有利于患者康复，提高配偶怀孕率，但也要通过临床辨证，切不可随意食用。

（1）羊脊粥：羊脊骨一具洗净，剁碎，肉苁蓉、菟丝子各30克以纱布包裹，加适量水，大火煎沸5分钟左右，小火煎40分钟左右（或依据所剩水量而定），取汤加大米适量煮粥。粥熟后加入调料，即可食用。该方用于肾精亏虚型弱精子症不育。

（2）扁豆薏仁粥：白扁豆30～50克，薏苡仁30～50克，加适量水；先浸泡，后同煮为粥，早、晚各食1次。具有健脾除湿、清热的功效。该方用于湿热下注型所致的弱精子症不育。

（3）青虾炒韭菜：青虾250克洗净，韭菜100克洗净，切段，先以素油炒青虾，加入调料，再加入韭菜煸炒，嫩熟即可食用。该方用于肾阳虚型弱精子症不育。

（4）山药大枣粥：红参50克，山药250克，大枣10枚（切开），龙眼肉100克，太子参100克。先小火久煎红参取汁，后三味加适量水共煎为粥，再兑入红参煎煮液，稍煮即可食用。该方用于气血两虚型少精子症、弱精子症不育患者。

（5）杞子百合莲子粥：枸杞子30克，百合20克，莲子（去心）20克，生薏苡仁30克。小米、水适量。该方用豆浆机制成糊。每日早餐食用。具有益肾养心、清热利湿的功效。用于肾虚湿热型弱精子症不育患者的调理。

 少精子症不育患者常用食疗方有哪些?

(1)海参粥:海参适量,糯米 100 克。先把海参浸透,剖洗干净,切片煮烂,后加入糯米,煮成稀粥,调味食用。该方适用于肾精亏损型少精子症不育患者。

(2)苁蓉粥:肉苁蓉 50 克,羊肉 100 克,大米适量。将肉苁蓉切片或切块,与羊肉丁、大米共煮成稠粥,食之。该方适用于肾阳虚型少精子症不育患者。

(3)杞子薏仁粥:枸杞子 100 克,生薏苡仁 100 克,炒白扁豆 100 克。加适量水共煎为粥,随意食用。该方适用于湿热下注型少精子症患者。

(4)山药汤圆:取山药 250 克,白糖 150 克,粳米 250 克,胡椒面适量。蒸熟山药,去皮放大碗中加白糖、胡椒面,拌匀成馅泥,将粳米粉揉成软料,将山药馅泥包成汤圆,煮熟即可。经常食用。该方适用于肾阴亏虚型少精子症不育患者。

(5)鱼胶糯米粥:取鱼鳔胶 30 克,糯米 50 克。先将糯米煮粥,煮至半熟,放入鱼鳔胶,一同煮熟和匀,不时搅动,以防粘滞锅底,每天服用 1 次,如有上火表现,可用菊花适量泡水代茶饮。该方具有补肾填精的功效,适用于肾精亏虚型少精子症不育患者。

(6)木耳汤:取白木耳 50 克,鹿角胶 10 克,冰糖适量。把白木耳用温开水发泡,除去杂质,洗净,放砂锅内,加适量水,煎煮,待白木耳熟透时加入鹿角胶和冰糖,使之烊化,和匀,熟透即成。该方具有补肾填精之功效,适用于阴精亏虚型少精子症不育患者。

 死精子症不育患者常用食疗方有哪些?

(1)羊睾炖母鸡:黄精 50 克,生山药 50 克,大枣 30 克,羊睾丸 1 对,老母鸡 1 只。将母鸡去毛及肠杂,洗净,药物装入鸡膛,大枣去核切成小块,置锅加适量水,文火煮烂,去药,食鸡、羊睾和大枣,3 天内吃完。该方适用于肾精亏虚型死精子症不育患者。

(2)山药粥:生山药 100 克,枸杞子 50 克,桑葚 100 克,粳米 50 克。

每日煮粥温服。该方适用于肾阴亏虚型死精子症不育患者。

（3）羊肉粥：羊肉 600 克，黄芪 30 克，人参、白茯苓各 10 克，大枣 5 枚，粳米 100 克。先取精羊肉 120 克，切细，余下羊肉与 4 味药物同煮，取汁 300 毫升，入洗净的粳米煮粥，待粥临熟时入切细的羊肉，调和，加调料即可食用。该方适用于肾气虚弱型或气血亏虚型死精子症不育患者。

（4）核桃红枣糊：核桃仁 30 克，大枣（去核）10 颗，花生 30 克。黑米、水适量。用豆浆机打碎制糊。每日早餐食用。具有补肾健脾的功效。该方适用于脾肾虚弱型死精子症不育患者。

 精液量少不育患者常用食疗方有哪些？

（1）银耳海参汤：人参、白术、茯苓、熟地黄、当归、川芎、白芍、甘草各 5 克，银耳 50 克，海参 50 克，食用盐少许。用温水发泡海参，除去杂质，洗净，切片，将上药装入纱布内，一同放入砂锅，加适量水，放少许食用盐，用小火煎熬。待银耳、海参熟透，将中药纱袋取出，即可食用，一般每周服 1 次。该方适用于气血亏虚型精液量少不育患者。

（2）鱼鳔五子汤：鱼鳔 15 克，沙苑子 10 克，菟丝子 20 克，女贞子 15 克，枸杞子 30 克，五味子 9 克，车前子 15 克（另包）。水煎服用，每日 1 次。该方适用于肾精亏虚型精液量少不育患者。

（3）桑葚冰糖汤：鲜熟桑葚 50～100 克，用清水煎熟，加入适量冰糖，取汤饮用，1 日 2 次，可作茶饮。该方适用于肾精亏虚、阴虚内热型精液量少不育患者。

（4）白鸽汤：白鸽 1 只去毛及内脏，枸杞子 24 克，黄精 50 克。共炖或蒸熟食。或用鸽蛋 2 枚，去壳，加龙眼肉、枸杞子各 15 克，放于碗内，加水蒸熟，加糖食。该方适用于肾精亏虚型精液量少不育患者。

（5）芝麻山药粥：黑芝麻 50 克，生山药 50 克。黑米、水适量。用豆浆机打碎制糊。每日早餐食用。具有补肾填精的功效。该方适用于肾精亏虚型精液量少不育患者。

畸形精子症不育患者常用食疗方有哪些?

（1）清炒虾仁：取河虾肉500克，鸡蛋2只，干淀粉等调料，先将虾肉洗净，用食盐拌和，再加入蛋清，搅拌，加干淀粉，和匀。锅中加入食用油，烧至四成熟，放入拌好的虾肉，熟之前加入调料后取锅，即可食用。具有温肾壮阳的功效。该方适用于肾阳虚型畸形精子症不育患者。

（2）核桃仁炒韭菜：核桃仁50克，韭菜适量。先以香油将核桃仁炸黄，后入洗净切成段的韭菜，翻炒，调以食盐，佐餐随量食用。该方有温补肾阳的功效，适用于肾阳虚型畸形精子症不育患者。

（3）猪髓牛鞭汤：枸杞子30克，鹿角胶30克，鱼膘胶30克，黑豆200克，猪骨髓200克，牛鞭100克，盐、味精适量。用水将牛鞭泡发，去净表皮；黑豆用温水泡开。然后将牛鞭、黑豆、猪骨髓入锅加清水，以武火煮沸，文火煨软烂，再将杞子、鹿角胶、鱼膘胶、盐放入，煮10分钟左右，放入味精，吃肉和黑豆，并喝汤。该方适用于肾阴亏虚型畸形精子症不育患者。

 精液液化不良性不育患者常用食疗方有哪些?

（1）薏仁小豆黑米粥：生薏苡仁50克，赤小豆50克，黑米适量。加水适量熬粥。具有清利湿热的功效。用于湿热蕴结型精液液化不良性不育患者。症见：精液色黄，阴囊潮湿。舌红，苔黄腻。

（2）鳖肉银耳汤：鳖1只，银耳15克，盐、姜适量。制法：将鳖宰杀洗净，切块；银耳水发，与鳖肉、姜同炖，熟后加盐调味。食鳖肉、银耳并饮汤，每日1剂，连用7～10天。该汤具有滋阴降火的功效。用于阴虚火旺型精液液化不良性不育患者。症见：腰膝酸软，潮热盗汗，心烦，阴茎易勃起，精液黏稠。舌红，少苔，脉细数。

（3）山药黄精大枣粥：用黄精30克，加适量水煎煮2次去渣取汁。取山药100克，洗净切成细段；大枣3枚去核切碎，2个核桃取仁。将山药、核桃仁、大枣与黄精煎煮的汁混在一起，每日早上用豆浆机制粥，坚持食用。该方具有补益肝肾阴精和益气健脾的功效，用于脾肾亏虚型精液液化不良性不育患者。

（4）双冬女贞子虫草汤：天冬、麦冬、女贞子各10克，冬虫夏草5克，蜂蜜30毫升。将以上4味药水煎取汁，加蜂蜜调服。温服，每日1剂，连用数剂。该方具有滋阴降火的功效，适用于阴虚火旺型精液不液化性不育患者。

（5）山楂熟地汤：生山楂15克，熟地黄20克。加适量水连续煎2次取汁混匀，加少量冰糖服用。该方具有养阴活血的功效，用于阴虚瘀阻型精液液化不良性不育患者。

 勃起障碍（阳痿）不育患者常用食疗方有哪些？

（1）虫草炖河车：冬虫夏草5～10克，鲜紫河车（胎盘）一具。把紫河车洗净切块，用小火与冬虫夏草共煮，炖熟后稍加佐料食用。该方具有补肾精、温肾阳、养气血的功效，用于肾精亏虚、气血不足型阳痿不育患者。

（2）虫草炖甲鱼：冬虫夏草10克，甲鱼1只。将宰好的甲鱼切成3～4块，放入锅内煮一下捞出，切开四肢，剥去腿，清洗干净。虫草用温水洗净。把大枣用开水泡胀并切块。甲鱼放在汤碗中，上放虫草、红枣，加料酒、盐、葱节、姜片、蒜瓣，上蒸笼蒸，熟后食用。该方有温阳益气、滋阴固肾的功效，用于肾虚型阳痿不育患者。

（3）药虾酱：取韭菜子30克，枸杞子、蛇床子各15克，菟丝子10克。水煎服，每日1剂。另取鲜大虾40克，剪头去尾，略捣烂，加醋适量即成。该方温而不燥，用于肾阳亏虚型阳痿不育患者。

（4）肉苁蓉炖羊肾：肉苁蓉20～30克，羊肾1对，共煮熟调味食用。该方用于命门火衰型阳痿不育患者。

（5）虾仁煨羊肉：羊肉250克，洗净切块，加清水适量，微火煨炖，待七成熟时，加虾仁25克，生姜5片，并加调料如盐、味精少许，即可食用。具有补肾助阳的功效。该方用于肾阳虚型阳痿不育患者。

（6）薏仁扁豆粥：生薏苡仁50克，生白扁豆50克，赤小豆50克。加适量水，共煮。该方用于湿热下注型阳痿不育患者。

（7）蒸羊睾：取葱管数根，内装虾仁，以填满葱管为度，文火焙干，研细末。

每天早晨冲服 6 克。另用羊睾 1 对，加陈酒少许蒸熟，每天早晨食之。1 个月为 1 个疗程。具有温肾壮阳的功效。该方用于命门火衰型阳痿不育患者。

 不射精症不育患者常用食疗方有哪些？

（1）菟丝甲鱼：甲鱼 1 只（大小适量），先在水中放置数天，待其吐尽泥土，然后剁成小块，取菟丝子 30 克纱布包好，一起入砂锅，小炖熟烂，去菟丝子，放食盐少许，分次食用。该方适用于肾精亏虚、命门火衰型不射精症不育患者。

（2）山药莲子粥：山药 30 克（鲜用 100 克），莲子 15 克，粳米 120 克。水适量，煮为粥，分次食用。用于阴虚火旺、心脾亏虚型不射精症不育患者。

（3）桑葚粥：桑葚 50 克（鲜品用 100 克），水泡洗净，加粳米 250 克，共煮为粥，分次食用。该方适用于心脾两虚、肾精亏虚型不射精症不育患者。

（4）砂锅炖羊睾丸：羊睾丸 1 具，洗净剖开，放桂皮、小茴香少许，水适量，用砂锅小火炖熟，放食盐米醋少许，分次食用。该方适用于肾精亏虚、命门火衰型不射精症不育患者。

（5）翠玉汤：银耳 30 克，通草 6 克，王不留行 15 克，路路通 15 克。把通草、王不留行及路路通洗净布包，与银耳一起放入锅，用小火煎炖至银耳熟烂，去布包，加砂糖少许，饮汤食银耳。每日 1 次，10 次为 1 个疗程。该方适用于湿热下注、精道瘀阻型不射精症不育患者。

 不育症患者在饮食上有哪些注意事项？

精液的主要成分有蛋白质、维生素类、精氨酸等元素。一些成分的缺乏不仅可导致精浆的异常，还影响精子的生成和成熟，从而引起精子质量下降。所以在一日三餐中如果能够注意这些营养物质的摄入，对男性不育的辅助治疗和预防男性不育的发生都具有积极意义。

锌元素对男性附属性腺（如前列腺）功能的正常发挥、精子产生和成熟非常重要，锌缺乏可以出现性欲下降、精子减少和精子活动力下降，因此要注意吃一些含锌量高的食物。如牡蛎、瘦肉、鸡肉、鸡蛋、鸡肝、坚果等，在吃这些食物的时候，注意不要饮酒，以免影响锌的吸收。谷物中的锌主要存在于胚芽和麦麸这样的包裹物中，所以提纯和加工提炼会使食物的外层包裹物丧失殆尽，存在于其中的大量的锌就会丧失，只有少量的锌被保留下来。因此锌的总量减少。研究表明提纯过的面粉将失去 77％ 的锌，提纯过的大米会损失 83％ 的锌，并且谷类的精加工会使原天然的未加工的粗糙谷物平均丧失 80％ 的锌。谷物精加工的益处是，它们中有一种物质，称为肌醇六磷酸含量降低了，而肌醇六磷酸是限制锌被身体吸收的物质。所以更多的锌实际上从加工过的面包和谷物里被身体吸收了，这就是为什么有人主张多吃面包有益精子产生的原因了。

优质蛋白质是形成精液的主要原料。食品中如牛肉、狗肉、猪肉、鸡肉、鸭肉、蛋类、鱼肉、虾肉和豆制品等含有优质的蛋白质，要适当多吃。精氨酸是精子形成的必要原料，并能增强精子的活动能力，对男性生殖系统正常结构和功能维持有重要作用。富含精氨酸的食物有鳝鱼、泥鳅、鱿鱼、鲑鱼、带鱼、鳗鱼、海参、墨鱼、蜗牛、豆制品等。

适当补充各种维生素。维生素 E 与生殖系统关系最为密切，具有预防性器官老化、增强精子活动力等作用。可生吃一些花生或水煮花生。当维生素 A 缺乏时，生精上皮细胞可能发育不良。要多吃一些新鲜蔬菜（注意用清水浸泡和冲洗）和水果（如猕猴桃和苹果中富含维生素 C）。番茄又名西红柿，是国内外闻名的十大健康蔬菜之一。番茄，除了富含维生素 C 外，还富含番茄红素。番茄红素有抗氧化、抗紫外线、抗突变、抗癌作用，是人体健康的保护神。经常吃番茄对预防前列腺疾病和维护男性正常生殖功能具有一定帮助。番茄可以生吃，也可以熟食。为了补充维生素 C，应当生吃，以免加热烹调使维生素遭到破坏；如果为了补充番茄红素，则应当加热熟食，这是因为天然的番茄中，其番茄红素的化学结构式为反式结构，而人体内的番茄红素多为吸式结构，经烹调加热，生番茄中的番茄红素发生转化后，其番茄红素的释放量能增加 5 倍，吸收率也提高了。

要忌吃芹菜。因为常吃芹菜可引起男性精子数量减少。有人选择 18 ～ 20 岁的男子进行试验，每天让他们吃一定量的芹菜，连续食用 1 ～ 2 周后，发现受试者的精子量明显减少。但停吃一段时间后精子数量又恢复正常。不育症患者不宜吃辛辣刺激性食物，忌吃环境污染严重、靠激素生长的蔬菜瓜果。

10 治疗男性不育常用的单方、验方有哪些?

古今医家在男性不育的治疗方面积累了丰富的经验，在辨证治疗的基础上创立了许多疗效确切、使用方便、安全性好的单方、验方。现简单介绍如下:

(1)鹿茸粉:鹿茸60克，酥炙为末，每服3克，分早晚各1.5克冲服。适用于肾阳亏虚型男性不育(少精子症、弱精子症、死精子症、无精子症等不育，以下同，只要是同证，就可用同方)。

(2)补骨脂鱼鳔汤:补骨脂15克，鱼鳔20克。水煎1小时后，饮汤食鱼鳔。该方适用于肾精亏虚型不育患者。

(3)益肾生精方:熟地黄20克，黄精20克，覆盆子15克，枸杞子20克，菟丝子20克，山药15克，泽泻6克，淫羊藿10克，丹参15克。具有益肾填精的功效。每日1剂，水煎服。该方适用于少精子症不育患者。

(4)海参强精方:枸杞子15克，五味子10克，菟丝子20克，茯苓10克，人参10克，海马5克。每日1剂，水煎服。该方适用于少精子症或弱精子症不育患者。

(5)枸杞子:每日食用枸杞子30克，3个月为1个疗程。该方适用于少弱精子症不育患者的调治。

(6)三七粉:三七粉5克，每日分2次冲服。具有活血化瘀的功效。30天为1个疗程。该方适用于血瘀型不育患者。

(7)河车粉:紫河车粉5克，分早晚2次温开水冲服。该方具有补肾益精、益气养血的功效，适用于肾精亏损、气血虚弱型不育患者。

(8)红参汤:红参10克，每日用砂锅小火煎服。具有补脾益肺、养精种子的功效。该方适用于弱精子症或死精子症所引起的不育患者。

(9)生精毓嗣丸:菟丝子25克，鹿茸12克，红参30克，黄芪50克，鹿角胶15克，枸杞子30克，熟地黄15克，五味子12克，覆盆子12克，当归15克，牛膝10克，车前子10克，海狗肾1对，蛤蚧1对，陈皮10克。

将上药共为细末，炼蜜为丸。每日 2 次，每次 9 克口服。该方具有补肾填精、大补元气的功效，适用于肾精亏虚型少精子症、无精子症不育患者。

（10）蚕蛾散：雄蚕蛾 50 克，小火烘干研末，每天晚上吞服 3 克。该方适用于肾阳亏虚型弱精子症、死精子症不育患者。

预防男性不育的锦囊妙计

 遗传性疾病与先天性疾病是一回事吗？

遗传病是指父母亲的精子或卵子发育异常，从而引起胎儿发生器质性或功能性的异常。这种病可能出生后就表现出来，也可能出生后长到一定年龄时才表现出来。如精神病是可以遗传的，但多数到青春期后才开始发病。

先天性疾病是胎儿期得的，也就是胎儿在子宫内发育过程中，受到外界或内在不良因素的影响，致使胎儿发育异常，出生时已经有表现或有迹象的疾病。如风疹病毒感染引起的畸形、先天性髋关节脱位等。也就是说，遗传性疾病多不能治愈，只能通过产前检查，及时终止妊娠来避免。而先天性疾病是生下来就有，但并非都与遗传有关，其多数可以通过孕期保健来避免。当然，与生殖有关的先天性疾病，如先天性生殖器官的畸形，就可以通过孕前和孕期保健而避免发生。由此可见，遗传性疾病与先天性疾病是两个不同的概念，是两回事。

 预防不育如何从孕前和孕早期抓起？

（1）避免高龄生育：夫妻双方要做好孕前准备。一般要从计划孕育前3个月开始准备，无特殊原因，主张及早孕育，双方的年龄在原则上最好都不要超过35岁。

（2）做好遗传咨询：如近亲婚配者、家族成员或本人有遗传病及高龄孕者等，要做好遗传咨询。

（3）必要的孕前夫妻双方和孕早期女方的检查：双方要做传染病方面的

检测，如梅毒、生殖器疱疹病毒等；进行男女生殖系统的专项检查；孕前夫妻双方都要做的特殊病原体的检查，如 TORCH 检查（弓形虫、风疹病毒、巨细胞病毒、单纯疱疹病毒，孕早期女方还要查）。

（4）规避不良因素的影响：要避免不良因素的影响，如烟酒、放射线、油漆、发霉的食品（有专家指出，孕妇如果吃了被霉菌素污染的食物，霉菌素可通过胎盘祸及胎儿，可引起胎儿体内细胞染色体断裂，易出生畸形儿）以及被污染的水等。

（5）不要浓妆艳抹：女方孕前与孕期不要浓妆艳抹。据调查表明，每天浓妆艳抹者胎儿畸形的发生率是不化妆的 1.25 倍。对胎儿发育造成不良影响的主要是化妆品中含的砷、铅、汞等有毒物质，这些物质被孕妇的皮肤黏膜吸收后，通过血胎屏障，进入胎血循环，影响胎儿发育；其次是化妆品中的一些成分经过阳光中的紫外线照射后产生有致畸作用的芳香胺类化合物质。

（6）孕早期要避免高热：孕早期出现高热，胎儿发生畸形的概率会明显升高，即使不出现明显畸形，脑组织的发育也有可能受到不良影响，表现为智力低下等。

（7）医生指导：孕前和孕后应在医生指导下，合理服用叶酸，包括男方。

 预防不育如何从娃娃抓起？

案 1　蔡先生，37 岁，结婚 5 年，3 年未避孕妻子未孕，曾在多家医院诊治，诊断为无精子症。生殖系统体检：双侧睾丸容积约 2 毫升，质地较软，双侧附睾未见明显异常，双侧输精管可触及，双侧精索静脉无明显曲张。精液量为 3 毫升，pH 7.2，精子浓度为 0。精浆生化检查：除 a - 葡糖苷酶低外，其余指标正常；染色体、Y 染色体微缺失基因检查均正常。性激素检查：促卵泡激素、黄体生成素值低，睾酮也低，患者嗅觉正常。最后我们诊断为低促性腺激素性无精子症。

案2　孔先生，25岁，以结婚2年妻子未孕而就诊。多次精液分析提示：无精子症。生殖系统体检：阴囊内双侧均没有发现睾丸，在双侧腹股沟处触及大小2毫升左右的肿物，经超声检查证实为睾丸样组织。该患者最后诊断为双侧腹股沟处隐睾所引起的无精子症。

像以上这样的病例临床上经常遇到，患者因错过了最佳治疗时机，不可能通过治疗有自己孩子而抱恨终身！对于患者父母来说，如能及早关注孩子生殖器官发育，或第二性征的变化，这样的悲剧就可避免，患者就有可能生育宝宝。由此可见，预防不育从娃娃抓起的重要性。我们可以把它称之为预防男性不育的"第二道防线"。那么做父母该如何做呢？

（1）在孩子出生后，父母勿忘检查阴囊内有无睾丸：做父母的当儿子出生后，在高兴之余，不要忘记摸一摸宝宝的阴囊内有无睾丸。如果双侧均没有触及睾丸，就要进一步明确是无睾丸，还是双侧隐睾；如果阴囊一侧可触及睾丸，可能是单侧隐睾。隐睾是常见的睾丸先天性异常。在正常情况下，胎儿在第7～8个月时睾丸降入阴囊，但有3%足月男婴和30%早产男婴发生隐睾。但这些男婴大多在出生后数月，或最长不超过1周岁睾丸即可降入阴囊。因此，对于隐睾患儿来说，观察时间不能超过2年，必须在2岁前做睾丸下降术，否则到成年就有可能为无精子症不育。据统计，成人隐睾症为0.3%～0.7%，双侧隐睾所致不育者为50%～100%，单侧隐睾为30%～60%。另外，还要观察尿道开口的位置，发现异常应及早看医生。对重度尿道下裂者，应适时进行修补术。

（2）要关注孩子青春期前生殖器官的变化，及时发现某些病的蛛丝马迹：做父母的要注意孩子阴茎及睾丸大小等情况，如感觉有异常，应及早到医院男科或生殖科检查。2018年我接诊一位7岁"小男孩"，父母都感觉孩子的阴茎发育较同龄孩子有些小。生殖系统检查：阴茎的确很小，不足1厘米，双侧阴囊内未触及睾丸。基于这种情况让患儿做染色体检查，检测结果：46，XX，让我们很吃惊，这是两性畸形。最终诊断：女性假两性畸形。尽管以后不能生育，但早期发现对其以后性别的认定及外阴整形都有重要指导价值。来医院就诊的患者，还有一种情况，就是青春期前的男孩，睾丸与同龄男孩相比较的确小，但质地很好，染色体等主要检查也正常，像这种情况，我们建议暂不处理，不用药，观察到 12 岁左右，最长不要超过 14 岁。如果睾丸还是没有明显发育，没有显著增大，就要积极治疗了。对肥胖者，一定要减肥。

（3）最后要让孩子从小养成良好的生活习惯：饮食荤素搭配，少吃或不吃零食，不挑食，不偏食，切不可贪食大鱼大肉、炸鸡烤鸡；养成锻炼的好习惯，保持一个合适的体重。研究表明，儿童过于肥胖影响其生殖腺的发育，是导致成年精子质量下降而不育的主要因素之一。

 预防不育要从重视生殖健康检查做起？

近些年来，随着我国经济社会的发展，广大民众的健康保健意识也不断增强，定期进行体格检查的理念逐渐被大家所认可。但大家都知道检查血脂、血糖、心、脑、肝、肾功能等情况，很少有人了解生殖系统疾病对身体健康的危害。生殖健康是身体健康的一部分。近年来，我在不同场合，反复强调男性不同年龄段（青少年、青年、中年及老年）生殖健康检查的重要性，希望大家能够重视起来，为某些疾病预防（如男性不育），或早期诊治（如睾丸癌、前列腺癌等）提供帮助。未婚或未生育男性如何对待生殖健康检查呢？

（1）要普及男性生殖健康常识：作为男性要了解自己特有器官（如睾丸、前列腺、精囊腺等）的位置、构成和功能，了解不同年龄阶段多发的疾病及保健措施；如未婚或未育者，对自己的生育能力要有一个初步的判断，详见有关问答。

（2）要重视青少年的生殖健康检查：如果说青春期前，男孩的生殖健康更多需要父母关注的话，青春期后更多责任就要自己扛了。通过专科医生对生殖系统的体检，可以了解睾丸、附睾、输精管及精索静脉情况，如发现重度精索静脉曲张且睾丸有逐渐萎缩现象，就要及时手术；如果睾丸较小，且从未出现过遗精现象，就需进一步检查了。譬如 2010 年我曾接诊一位 16 岁的高中生，由于嗅觉不好，香臭不分，长期以慢性鼻炎治疗。这次是因感觉自己的阴茎与同学相比又细又短来看医生。我们检查发现：其阴茎较小，双侧睾丸容积约1毫升左右，质地尚可。FSH、LH低下，患者伴有嗅觉异常，又通过相关检查，最后诊断为卡尔曼综合征。该病是由于先天性促性腺激素，如FSH、LH分泌不足，从而引起性腺发育不全，表现为小睾丸，精液量少，无精子。临床上患者多以婚后不育而就诊。该患儿的香臭不分，是因该病所致，而非慢性鼻炎，像这样误诊的病例时有发生。该病若能及早诊断，一般通过科学、规范的治疗，将来还是非常有希望生一个自己的宝宝。否则，就有可能遗憾终生！

要把精液分析作为男性生育力判定的必做检查，但一定要去在生殖检查方面做得比较好的医院去做，一定要严格按照精液分析的要求去做，如果检查结果不好，也不要紧张，过一段时间在身体、心理均处于最佳状态的时候再次复查。如果多次检查（至少2次以上）精子浓度均低于500万，且未发现睾丸、附睾，精索静脉等异常，这时应让患者进行遗传学方面的化验，如性激素检查、染色体、Y染色体微缺失基因检测。对这类患者，建议其早结婚，早要孩子，或对其精子冷冻保存。若是AZFc基因缺失的话，更有必要，以防随年龄增长而无精子，对生育造成困难。

 预防不育"这些药物"要慎用或禁用？

我曾经诊治一位32岁的不育患者，以"不育症已诊治2年余，服用不少中西药物效果不佳"而就诊。多次精液分析提示重度少精子伴弱精子。体格检查：双侧睾丸、附睾未见明显异常，无明显精索静脉曲张。内分泌、染色体、Y染色体微缺失基因等检查均没有发现异常。仔细询问病史得知，患者10年前得了溃疡性结肠炎，非常严重，住院治疗近半个月，症状缓解出院，但之后一直服用柳氮磺吡啶且量较大（每天至少6片，腹泻严重时用量再增加），有时还联合泼尼松，结肠炎控制良好。3年前计划要孩子，半年没有怀上，就开始看医生。我们推测，患者少精子症的原因，可能与长期大量服用柳氮磺吡啶和泼尼松有关，建议患者调整该药用量，或调整其他方案。

另外，有一种情况临床上比较多见，就是有些少精子症或无精子症不育患者，是因得了风湿、类风湿性关节炎，长期服用（至少1年以上）"雷公藤多苷片"所引起。像这种因身体其他疾病，服用某些对生殖功能，或者说对精子的发生、成熟等有影响，或者对性功能有影响的药物，最终引起生育障碍的案例并不少见。所以对未婚或未育男性，了解哪些药物对生育有影响还是非常有必要的。现把临床比较常用的药物介绍如下：

（1）对性功能有影响的药物：据有关资料统计，药物引起的阳痿约占25%，因重度阳痿，无法完成性生活而影响生育者，临床也不少见，所以对这些药物使用时要慎重！

1）抗高血压类药物：目前治疗高血压的药物种类很多，对性功能影响最大的是交感神经阻滞剂，如利血平、甲基多巴等。要尽可能避免使用。

2）抗雄激素活性药物：如治疗消化道溃疡的甲氰咪胍；具有利尿作用的安体舒通；治疗良性前列腺增生的非那雄胺及相关的雌激素类药物等。

3）抗抑郁、抗精神类药物：如氯丙嗪、氯丙咪嗪、苯妥英钠、舍曲林等。包括抗组织胺类药物如苯海拉明、扑尔敏、异丙嗪等。

（2）其他药物：如肿瘤类药物、糖皮质类激素，包括前面所提到的柳氮磺吡啶等，要慎用或禁用。另外，在使用某种药物时，要认真阅读说明书，如果有生殖毒性副作用，就要谨慎使用。

（3）某些中药可能对精子有杀伤作用，要慎用或不用：中医药在治疗不育方面具有一定优势，但有些中药现代研究表明对精子具有一定的杀伤作用，对这类药物我们要尽可能不用。主要有雷公藤、苦参、蛇床子、地龙、土贝母、番木瓜等。

 怎样预防男性不育的发生？

男性不育的病因复杂，治疗难度大，有些原因导致的不育即使治疗也无法使患者达到生育孩子的目的。因此如何预防不育的发生就显得非常重要，那么应该如何做呢？我们认为预防不育要从婚前、孕前、孕期、宝宝出生后以及男性的自我保护等几个环节着手。具体如下：

（1）做好婚前健康检查：婚前检查包括全身一般检查和生殖器的检查及

必要的化验检查，以便及时发现生殖器官发育上的缺陷或性功能障碍，这对预防男性不育的发生是非常关键的一个环节。

（2）禁止近亲结婚：因为近亲结婚与遗传病的发生和延续有着密切关系，所以一定要禁止。因为某些遗传性疾病发生是隐性的，近亲结婚加大了这些病的发生率，影响优生优育。近亲结婚的范围，包括直系血亲和三代以内的旁系血亲。直系血亲是指父母、祖父母、外祖父母等长辈；亲生子女、孙子女、外孙子女等晚辈。旁系血亲是指除直系血亲外，在三代以内有共同祖先的亲属，包括表兄弟姐妹、侄子、外甥、舅舅等。

（3）避免高龄生育：男性超过 40 岁，精子质量会下降，胚胎质量不能保证，出生畸形胎儿的概率就高，当然就有可能生产生殖器官发育畸形的胎儿。所有生育要尽早。

（4）怀孕前夫妻双方要做优生系列检查：详见其他章节中有关内容。

（5）孕期不要浓妆艳抹：有研究表明每天浓妆艳抹的孕妇，胎儿畸形的发生率是不化妆的 1.25 倍。其原因主要是化妆品中的砷、铅和汞等有毒物质，被孕妇的皮肤黏膜吸收后，透过血睾屏障，进入胎血循环，影响胎儿发育。

（6）孕早期不要用药：怀孕早期尽可能不要用药，如需要一定要在医生的指导下使用。

（7）宝宝出生后要及时检查阴囊内睾丸情况：一般情况下，在怀孕 7～8 个月时胎儿的睾丸就会自动降入阴囊内。如果出生后阴囊内没有睾丸或者仅有一个睾丸，就要密切关注。如果是隐睾，若在 1 岁前仍没有降到阴囊内就要及早手术，原则上不要超过 2 岁，以免时间过长造成睾丸生精功能损伤。

（8）做好儿童免疫接种：要按照计划免疫部门的有关要求，及时接种腮腺炎疫苗，从而避免流行性腮腺炎伴睾丸炎的发生，预防睾丸生精功能受到影响。

（9）男性在日常生活中要注意保护自己的生殖能力：未婚或未育男性，要注意日常生活中的不良因素，或某些工作环境对生育能力的影响，详见有关问答。要养成对生殖功能定期检查的习惯。

男性在日常生活中如何保护生育能力？

如果男性朋友在日常生活中能够注意以下几点，对保护自己的生育能力，或者说生殖能力将大有裨益。

（1）养成良好的生活习惯：不抽烟、不酗酒、饮食要均衡全面，不管吃任何食物都要把握好度。酒精是一种性腺毒素，过量或长期饮酒，可引起性腺中毒。男性可以发生血清睾酮下降，出现性欲下降、精子活动力低下、死精子和畸形精子升高以及性功能障碍。据研究，酗酒男性中有71%～80%的人出现性欲减退或性无能，或二者兼有。吸烟对精子的生成和成熟的每个环节都有影响。有学者对精子浓度大致相同的情况下，选择41名吸烟者与不吸烟者进行对比研究。结果发现，吸烟者精液中畸形精子的比例远远高于不吸烟者。还有研究表明每天吸烟20支以上者比吸20支以下者的精子畸形率明显升高。并且吸烟时间越长，畸形精子越多，精子浓度也开始下降，精子活动力也显著降低。其原因可能与烟草中所含的镉和尼古丁有关。尼古丁可影响睾丸生殖细胞，具有抑制性激素分泌和杀伤精子的作用。镉是一种金属污染物。进入机体的镉，较容易积蓄于睾丸组织上，超量的镉可导致睾丸组织的病理损伤。要养成良好的饮食习惯，不要偏食，不要经常食快餐，尽可能不喝或少喝咖啡、饮料。少糖、少脂肪，避免经常食用含有防腐剂及着色剂的食物。水果、蔬菜在食用前都要反复清洗，不要用泡沫塑料饭盒装热饭热菜或者加热食物。

（2）做好"六不"，保护睾丸生精功能：不穿紧身内衣、不洗桑拿和坐浴，不久坐，以保证适宜的睾丸生精温度。不染发、不焗油，防止某些化学成分对生殖功能的损伤。不要长时间使用电脑等电子产品，注意防护电离子和射线辐射。

（3）最好不要用护肤品，尤其是女性化妆品：因为有些化妆品中含有一定的雌激素，长期使用有可能会引起男性性腺轴功能紊乱，影响睾丸生精功能。

（4）防止室内装修污染：室内装修最常见的毒性物质主要有甲醛、氡气、苯、二甲苯和某些放射性物质等，对男性精子质量和胚胎发育有很大影响。尤其是氡气，主要存在于一些建材中如花岗岩石板、混凝土或煤渣砖等之中，它是一种无色、无味的气体，由铀、钍等元素衰变而产生。所以对新建和刚装修的房子，一定要通过相关部门的检测，达标后方可入住，无论冬夏都要注意开窗通风。

（5）从事某种职业的男性要增强对生殖功能的防护意识：如油漆工、电焊工、厨师、加油工，皮革制造业、一些化工企业、IT行业从业者等，由于这些从业者的工作环境对男性的生殖功能有一定影响，建议未婚或未育者，要做好防护；对本来生殖能力就有所下降的男性，最好能够更换工作。避免"得了票子，没了孩子"这种情况的发生。

（6）普及性知识，倡导性文明：要加强有关性知识和生殖常识的学习，了解男性生理特征和保健知识。

（7）洁身自爱，预防性病：不少性病如淋病、非淋菌性尿道炎、梅毒、生殖器疱疹等对男性的生殖能力影响很大，所以男性朋友一定要洁身自好，预防性病。男性朋友最好淋浴洗澡，不要泡大池，尤其对包皮过长者。

（8）调畅情志，加强锻炼：良好的心态，愉悦的心情，强健的体格，可以提高人体的免疫能力，可有效预防各种细菌和病毒的感染，如睾丸附睾炎、病毒性腮腺炎性睾丸炎等；研究证实肥胖可导致精子质量下降，而通过锻炼可以避免肥胖的发生。

（9）定期进行体格检查：尤其是生殖系统的体检，建议最好每年1次。如果发现睾丸有异常变化，如肿大、变硬、凹凸不平、疼痛等，一定要及时看医生。

（10）注意安全，避免骑跨伤：如有骑跨伤不管轻重都应及时到医院诊治，以明确对生殖功能的损伤程度。